Forschungsgeschichte der Kammerwasserphysiologie

Dieter Schmidt

Forschungsgeschichte der Kammerwasserphysiologie

Der Beitrag Erich Seidels zum Verständnis der Glaukomentwicklung

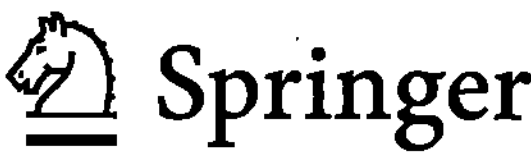

Dieter Schmidt
Klinik für Augenheilkunde
Universitätsklinikum Freiburg
Freiburg
Deutschland

ISBN 978-3-662-57748-6   ISBN 978-3-662-57749-3 (eBook)
https://doi.org/10.1007/978-3-662-57749-3

Die Deutsche Nationalbibliothek verzeichnet diese Publikation in der Deutschen Nationalbibliografie; detaillierte bibliografische Daten sind im Internet über http://dnb.d-nb.de abrufbar.

Fotonachweis Umschlag: © deblik Berlin
Umschlaggestaltung: deblik Berlin

Gedruckt auf säurefreiem und chlorfrei gebleichtem Papier

Springer ist ein Imprint der eingetragenen Gesellschaft Springer-Verlag GmbH, DE und ist ein Teil von Springer Nature.
Die Anschrift der Gesellschaft ist: Heidelberger Platz 3, 14197 Berlin, Germany

Vorwort

Die Abklärung der Kammerwasserentstehung und des intraokularen Flüssigkeitsverlaufs und -abflusses ist von grundlegender Bedeutung für die Frage der Glaukomentstehung. Zahlreiche Experimente waren erforderlich, um die winzigen anatonischen und physiologischen Verhältnisse im vorderen Augenabschnitt zu erkennen. Die Geschichte der Entdeckungen zur Physiologie des Kammerwassers reicht weit zurück ins 19. Jahrhundert mit der ersten anatomischen Entdeckung durch Friedrich Schlemm.

Untersuchungen im 19. Jahrhundert und vor allem zu Beginn des 20. Jahrhunderts hatten zu widersprüchlichen Auffassungen über die Entstehung des Kammerwassers und zum Wasserabfluss geführt. Mit seinen Untersuchungen zeigte Seidel, dass der Ziliarkörper das Sekretionsorgan des Auges ist. Seidels zahlreiche bedeutende und umfangreiche Publikationen, die sich mit Fragen der intraokularen Flüssigkeitsströmung und mit dem Glaukom befassten, erschienen in der Zeit von 1916 bis 1932. Mit seinen neuen Erkenntnissen hat Seidel sich trotz Widerspruchs mehrerer Augenärzte durchgesetzt.

Mit diesen Ausführungen ist beabsichtigt, die Geschichte der Entdeckung der klinisch so wichtigen Kammerwasserbewegung im Auge nachzuzeichnen.

Dieter Schmidt
Freiburg, Mai 2018

Inhaltsverzeichnis

Über den Autor

- Dieter Schmidt. geb. in Freiburg i. Br. (1939)
- Abitur in Bad Kreuznach
- Medizinstudium in Mainz und Freiburg (1959–1964)
- Promotion in Freiburg (1965), Amerikanisches Examen (ECFMG, 1965)
- Approbation als Arzt (1966)
- Assistenzarzt an der Neurologischen Universitätsklinik Freiburg (1966–1967) und an der Universitäts-Augenklinik Freiburg (1967–1973)
- Habilitation (1974)
- DFG Stipendium (Research Fellowship) Department of Neurology and Department of Ophthalmology, University of Miami (1977–1978)
- Ernennung zum Professor der Ophthalmologie (1980)
- Oberarzttätigkeit an der Universitäts-Augenklinik Freiburg (1973–2004)
- Hauptforschungsgebiete:
    - Durchblutungsstörungen des Auges
    - Laserbehandlungen von Netzhauterkrankungen
    - Behandlung von immunologischen Erkrankungen
    - Untersuchung von neuro-ophthalmologischen Erkrankungen

Einleitung

© Springer-Verlag GmbH Deutschland, ein Teil von Springer Nature 2018
D. Schmidt, *Forschungsgeschichte der Kammerwasserphysiologie*,
https://doi.org/10.1007/978-3-662-57749-3_1

1.1   Erich Seidel

Erich Seidel (■ Abb. 1.1) beabsichtigte, die von Theodor Leber erarbeitete Lehre der Kammerwasserbildung im Ziliarkörper und des Kammerwasserabflusses im Schlemm'schen Kanal experimentell zu untermauern.

Aufgrund zahlreicher gegensätzlicher Vorstellungen mehrerer Autoren zur Leber'schen Theorie hatte Erich Seidel versucht, die Physiologie der Kammerwasserbewegung experimentell zu klären. Mit insgesamt 24 dicht aufeinander folgenden Arbeiten zum Thema der „intraokularen Saftströmung" in den Jahren von 1920 bis 1924 trug er entscheidend dazu bei, die intraokulare Kammerwasserbewegung zu erforschen. Seidel versuchte, systematisch die ungeklärten Fragen vorwiegend mithilfe von Tierversuchen zu beantworten.

Aufgrund seiner überzeugenden, klarstellenden Befunderhebungen wurde Seidel von der Deutschen Ophthalmologischen Gesellschaft 1925 mit dem v. Graefe-Preis geehrt.

■ **Curriculum vitae**
- Geb. am 30. 12. 1882 in Apolda, Thüringen
- Besuch des Realgymnasiums in Weimar
- 1902 Beginn des Medizinstudiums in Berlin (Militärärztliche Akademie), anschließend in Erlangen, Straßburg, Leipzig und Jena
- Nach dem Staatsexamen zunächst Tätigkeit in einigen Kliniken; prakt. Arzt in Apolda (zweijährige Tätigkeit)
- 1907 Promotion in Jena (Thema der Dissertation: „Über die Lidbildung mittels übertragener stielloser Hautlappen")
- 1907–1910 Tätigkeiten an Krankenhäusern und Spezialisierung zur Ophthalmologie
- 1908 Approbation als Arzt

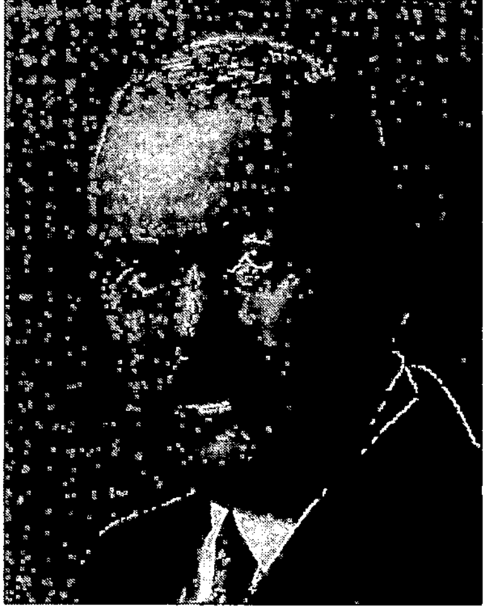
■ **Abb. 1.1**   Portrait von Erich Seidel

- 1910 Ausbildung an der Univ.-Augenklinik in Jena (Leiter: Prof. A. Wagenmann) und danach Begleitung seines Lehrers nach Heidelberg
- 1914 Habilitation in Heidelberg (Thema der Antrittsvorlesung: „Über die Probleme der Augengläser und ihre Lösung durch die moderne Brillenoptik")
- 1916 Ernennung zum Oberarzt
- 1919 Ernennung zum a.o. Professor
- Einführung der Fluoreszeinprobe zum Nachweis „fistulierender Elliot-Narben" (heute noch bekannt als „Seidel-Fistelprobe") und der „Pelottenmethode zur Messung des Blutdrucks" in den vorderen Ziliargefäßen
- 1932–1946 Ordinarius der Ophthalmologie in Jena (Nachfolger von Prof. W. Löhlein)
- 1935 Ablehnung eines Rufes nach Göttingen
- gest. am 26.02.1946

1.2 Einführung

Die Abklärung der Kammerwasserentstehung und des intraokularen Flüssigkeits-verlaufs und -abflusses ist von grundlegender Bedeutung für die Frage der Glaukom-entstehung. Zahlreiche Experimente waren erforderlich, um die winzigen anatomi-schen und physiologischen Verhältnisse im vorderen Augenabschnitt zu erkennen. Die Geschichte der Entdeckungen über die Physiologie des Kammerwassers reicht weit zurück in das 19. Jahrhundert mit der ersten anatomischen Entdeckung durch Friedrich Schlemm.

Untersuchungen im 19. Jahrhundert und vor allem zu Beginn des 20. Jahrhunderts hatten zu widersprüchlichen Auffassungen über die Entstehung des Kammerwassers und zum Wasserabfluss geführt. Mit seinen zahlreichen Experimenten trug Seidel entschei-dend zur Klärung strittiger Fragen bei. Mit injizierten Farbstoffen im Tierversuch wies Seidel den Weg des Kammerwassers nach. Zur Klärung der offenen Fragen wurden von mehreren Ophthalmolgen Versuche vorwiegend an den Augen von Kaninchen, seltener von Katzen, Hunden, Affen, manchmal an großen Tieraugen wie Rinderaugen ausgeführt. Auch wurden enukleierte Augen von Menschen untersucht.

Zu beachten ist, dass die an Tieraugen experimentell beobachteten Befunderhebungen nicht immer auf das menschliche Auge übertragen werden können. So stellte beispiels-weise Sohan Singh Hayreh (London) (97) fest, dass eine deutliche vom Glaskörper aus rückwärts gerichtete Kammerwasserströmung zum Sehnerv hin bei Kaninchen nachweis-bar war, nicht aber im menschlichen Auge. Sigurd Hagen (Oslo) (86) erkannte, dass die Regeneration des Kammerwassers einen so großen Unterschied zwischen Menschenauge und Tierauge aufweist, dass *„man auf diesem Gebiet nicht mehr die Ergebnisse von Tierver-suchen ohne weiteres auf das Menschenauge übertragen kann"*. Auch Ake Holmberg (107)[1] (St. Louis) stellte deutliche ultrastrukturelle Unterschiede zwischen dem menschlichen Ziliarepithel und demjenigen von Kaninchen fest.

---

1   HOLMBERG (1959), S. 955.

Getadelt wurde, dass manchmal nur aus einzelnen, unzureichend beweisenden Tierversuchen Schlüsse gezogen wurden, die zur Verwirrung geführt hatten. So beklagte Karl Wessely (Berlin) (288),[2] dass von manchen Autoren Theorien entwickelt wurden, die auf insuffizienten Einzelversuchen beruhten. Wessely empörte sich: *„Die Angriffe, welche neuerdings immer lebhafter gegen die Leber'schen Lehren vom intraokularen Flüssigkeitswechsel erfolgen, schließen [...] doch die Gefahr in sich, dass wenig Bewanderte auf diesem Gebiete aus einzelnen und unzureichenden Beobachtungen Schlüsse zu ziehen sich versucht finden, die alle bisherigen Kenntnisse umstoßen sollen".*

In der zweiten Hälfte des 20., insbesondere aber im 21. Jahrhundert, wurden mit intravitrealen Farbstofftests an Menschen sowie mit vergrößernder, hoch auflösender Bildgebung die winzigen Abflusswege noch deutlicher dargestellt. Neue Forschungsergebnisse haben entscheidend zur Therapie des Glaukoms beigetragen. Alle modernen Untersuchungen basieren auf den Forschungsergebnissen von Theodor Leber und Erich Seidel.

■ **Eine bedeutende Entdeckung: Der Schlemm'sche Kanal**

Friedrich Schlemm (Berlin) (189) beschrieb den Kanal wie folgt: *„Kreisförmiger, dünnhäutiger Kanal, den ich im Jahre 1827 in einem Auge eines sich erhängten Mannes dadurch entdeckte, dass er mit Blut angefüllt war, in den sich aber auch eine kleine Borste, nachdem die Kornea und Sklerotika von vorn nach hinten durchschnitten sind, leicht einführen lässt."* Schlemm wies darauf hin, dass der Kanal nicht mit dem sog. Fontana-Kanal verwechselt werden sollte. Einen ausführlichen Bericht über Friedrich Schlemms Lebenslauf (1795– 1858) gab Winkelmann (289).[3]

■ **Erläuterungen zu Begriffen des 19. Jahrhunderts**
■■ **Das „Ligamentum pectinatum", eine unpassende Benennung**
In den Publikationen des 19. Jahrhunderts wurden ungewöhnliche anatomische Begriffe angeführt wie beispielsweise das „Ligamentum pectinatum". Zur Namensgebung des „Ligamentum pectinatum" durch Hueck (1841) erläuterte Jakob Henle (102)[4] (Göttingen): *„Der Ziliarrand der Iris erhält dadurch, wenn man sie ausspannt und von der Kornea abwärts zieht, ein gezahntes oder kammförmiges Ansehen, das ihm den Namen eines Lig.*

---

2   WESSELY (1920), S. 30.

3   Bericht von A. WINKELMANN (Berlin) (288): Friedrich Schlemm wuchs auf in einem Dorf im Herzogtum Braunschweig. Er war zunächst als Bader („Barber-surgeon") tätig. Dabei hatte er Gelegenheit, anatomisch-chirurgische Kenntnisse zu erwerben. Schlemm war in Berlin sodann als Kriegschirurg tätig. Professor Rudolphi, Direktor des Anatomischen Instituts in Berlin, erkannte Schlemms Gewandtheit bei anatomischen Sektionen und war Förderer seiner weiteren Laufbahn. Im Jahr 1833 wurde Schlemm zum Professor für Anatomie ernannt und lehrte Anatomie und Chirurgie 25 Jahre lang.

4   HENLE (1873), S. 655, 656.

pectinatum iridis eingetragen hat". Thomson Henderson (London) lehnte den Ausdruck entschieden ab (101).[5]

Gustav Schwalbe[6] (Halle) (195) erklärte ebenfalls, dass der Begriff Ligamentum pectinatum unpassend sei. van Beuningen (276) hob hervor, dass das Ligamentum pectinatum meist beim Menschen fehlt oder nur rudimentär vorhanden ist.[7]

- **Fehlbenennungen von Kanälen**
- ■ **Der Canalis Petiti, ein „Kunstprodukt"**

Im 19. Jahrhundert wurde wiederholt der Canalis Petiti[8] erwähnt, so beispielsweise von Schwalbe (195), Brücke (36), Ulrich (Straßburg) (271) und von Schoeler & Uhthoff (Berlin) (193), die meinten, dass das Kammerwasser durch den Canalis Petiti fließen würde.

Schwalbe(194)[9] erklärte: *„Der Canalis Petiti kommuniziert durch feine Spalten der Zonula dicht an der Linse mit der hinteren und durch diese mit der vorderen Augenkammer"*. Ernst Brücke (36)[10] (Berlin) beschrieb noch den Canalis Petiti.

Zur Namensgebung „**Canalis Petiti**" führte Jakob Henle (102)[11] kritisch an: *„Man nahm an, dass die auseinander weichenden Blätter der Hyaloidea mit dem Linsenrande einen Kanal, den Canalis Petiti [...] begrenzten, von dreiseitigem Querschnitt mit nach außen gerichteter Spitze, und man bewies dessen Existenz, indem man ihn durch Einstich in dessen vermeintliche vordere Wand mit Luft oder flüssiger Masse füllte"*. Friedrich Merkel (163)[12] (Göttingen) beseitigte diesen Irrtum. Er wies nach, dass es den Canalis Petiti nicht gibt. Es handle sich um ein *„Kunstprodukt"*.

---

5   HENDERSON (1908), S. 49, schrieb: *„Ligamentum pectinatum iridis given to this structure, is not only altogether inappropriate but also wrong and misleading, for in man it is neither a pectinate or comb-like structure nor is it a ligament to the iris"*. Henderson empfahl stattdessen den Ausdruck *„cribriform ligament"* zu verwenden.

6   SCHWALBE (1870), S. 273, *„Beim Menschen entspricht das Gewebe, welches man jetzt allgemein als Ligamentum pectinatum bezeichnet, dem Balkennetze des Fontana'schen Raumes. Man tut aber Unrecht, wenn man dieses Gewebe als Ligamentum pectinatum bezeichnet, da der Urheber dieses Namens, Hueck, darunter etwas ganz anderes verstand, nämlich eine Reihe regelmäßig nebeneinander stehender konischer Fortsätze, die vom Ziliarrande der Iris zur Deszemet'schen Haut hinüberziehen"*.

7   VAN BEUNINGEN (1966), S. 20.

8   Der Kanal wurde nach François Pourfour du Petit (1664–1741), französischer Anatom und Chirurg, benannt. Petit beschrieb ihn 1726. Es handelt sich um einen mit seröser Flüssigkeit gefüllten Raum zwischen den Fasern der Zonula Zinnii in der Nähe des Linsenrandes bzw. zwischen Zonula und Hyaloidea (81).

9   SCHWALBE (1870), S. 2.

10   BRÜCKE (1847), S. 34, *„Da die Zonula in den Zwischenräumen zwischen den Falten fest und straff, in den Falten selbst aber, aus denen die Ciliarfortsätze herausgerissen sind, schlaff und ausdehnsam ist, so wölben sich dieselben beim Hineinblasen hervor und bilden um die Linse einen Kranz von Buckeln, ähnlich denen, welche man häufig als Verzierung auf getriebenen Metallarbeiten oder in Form der jonischen Eierleiste an Bauwerken findet. Deshalb nannte Petit, der diesen so entstandenen Raum zuerst genau und deutlich beschrieb, denselben ‚canal godronnée'. Jetzt beschreibt man ihn gewöhnlich unter dem Namen des Canalis Petiti"*.

11   HENLE (1873), S. 697, 698.

12   MERKEL (1870), S. 20.

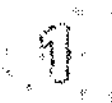

■ Auch der sog. „Fontana'sche Kanal"[13, 14] ein Artefakt

Zum „*Canalis Fontanae*" stellte Schwalbe (195) fest, dass es sich nicht um einen offenen Kanal handelt. Schwalbe schlug deshalb vor, nur noch vom Fontana'schen Raum zu sprechen.[15] Auch Iwanoff & Rollett (115) fanden, dass er von „*Maschenräumen*" ausgefüllt und deshalb kein Kanal sein könne. Königstein (137)[16] (Wien) betonte: „*Das Verdienst Schlemms besteht aber darin, dass er den Fontanaschen Kanal und Circulus venosus scharf voneinander scheidet. Die Ursache der Verwechslungen war früher z. T. darin zu suchen, dass viele Anatomen den von Fontana beschriebenen Kanal auch beim Menschen finden zu müssen glaubten*".

---

13 In zahlreichen Publikationen des 19. Jahrhunderts wurde vom Fontana'schen Raum gesprochen. Dieser Raum umfasste die *„Lymphräume zwischen den Maschen des Ligamentum pectinatum iridis, die mit der Vorderkammer in Verbindung stehen"* (83).

14 Felice Fontana (63) hatte ein umfangreiches Werk *„Traité sur le vénin de la vipere sur les poisons américains et la description d'un nouveau canal de l'oeil"* (gekürzte Titelangabe) (Florenz: Nyon L'ainé, 1781) verfasst, in dem er vor allem seine Erfahrungen und Experimente mit Schlangengift publizierte. Das Buch wurde in die deutsche Sprache übersetzt und erschien 1787 bei Christian Friedrich Himburg im Druck. Die Titelübersetzung lautete: *„Abhandlungen über das Viperngift, die amerikanischen Gifte, das Kirschlorbeergift und einige andere Pflanzengifte nebst einigen Beobachtungen über den ursprünglichen Bau des tierischen Körpers, über die Wiedererzeugung der Nerven und der Beschreibung eines neuen Augenkanals"*. In diesem Werk hatte Fontana einen Brief an *„Hrn. Adolph Murray, berühmten Professor der Zergliederungskunst zu Uppsa, geschrieben im J. 1778"* veröffentlicht. Fontana schrieb (S. 412): *„Ich schicke Ihnen nebst diesem Briefe drei Zeichnungen [...] welche ich für hinreichend halte, Ihnen einen Begriff von dem neuen Kanal zu machen, den ich im Auge gefunden habe [...]. Sie müssen daraus sehen, dass dieser neue Kanal durch das Strahlenband* [corpus ciliare, ligamantum ciliare] *gebildet wird, oder besser zu reden, dass er in seine Substanz eingehüllt ist; [...] Ich habe Wasser und Quecksilber u.s.w. von einer Seite zur andern in diesen Kanal fließen lassen, ohne dass durch den Durchgang dieser Flüssigkeiten die geringste Zerreißung verursacht wurde"*. (S. 413).
Franz Daxecker (44) veröffentlichte die Biographie von Gasparo Ferdinando Felice Fontana, geboren am 15. April 1730 in Pomarolo bei Rovereto. Fontana war 1766 Professor für Physik in Pisa und wurde 1775 zum Direktor des „Museo di Fisica e Storia Naturale" (Florenz) ernannt. Fontana starb am 09.03.1805.

15 SCHWALBE (1870), S. 272.

16 KÖNIGSTEIN (1880), S. 161.

Kontroverse Auffassungen zum Kammerwasserverlauf

Streitpunkte in der zweiten Hälfte des 19. und der ersten Hälfte des 20. Jahrhunderts

© Springer-Verlag GmbH Deutschland, ein Teil von Springer Nature 2018
D. Schmidt, *Forschungsgeschichte der Kammerwasserphysiologie*,
https://doi.org/10.1007/978-3-662-57749-3_2

2.1 Zur Kammerwasserabsonderung[1]

2.1.1 Kammerwasserbildung im Ziliarkörper oder in der Iris?

Die von **Theodor Leber** entwickelte Theorie besagt, dass Kammerwasser durch Filtration im Ziliarkörper entsteht[2]: Der große Gefäßreichtum des Ziliarkörpers *„und die enorme Verbreiterung des Strombettes durch die zahlreichen Teilungen und Anastomosen, insbesondere der capillaren Venen, welche an Weite die zuführenden Arterien bedeutend übertreffen, stempeln die Ciliarfortsätze unverkennbar"* zu einem Organ mit reichlicher Flüssigkeitsabsonderung. Leber (146, 147) definierte die Kammerwassersekretion als Funktion der Druckdifferenz zwischen intravaskularem und intraokularem Druck.[3] Er bestimmte die Menge des in das Auge fließenden Kammerwassers, indem er – nach der Beschreibung von Priestley Smith – die Verschiebung einer kleinen Luftblase an einem horizontalen Rohr, das mit der einfließenden Flüssigkeitsmenge in Verbindung stand, an der Bezifferung des Rohres ablas.[4]

Die Auffassung einer Kammerwasserbildung durch den Ziliarkörper wurde durch Deutschmann (Göttingen) (45) gestützt, der beobachtet hatte, dass nach operativer Entfernung von Iris und Ziliarfortsätzen aus dem lebenden Tierauge kein Kammerwasser mehr sezerniert wurde. Das operativ geschädigte Auge entwickelte postoperativ in kurzer Zeit schwerste Veränderungen einer Phthisis bulbi. Schoeler & Uhthoff (Berlin) (193) stellten nach subkutanen Fluoresceininjektionen zunächst grün gefärbte Furchen, später einen grün bedeckenden Bereich des Ziliarkörpers als Zeichen einer Flüssigkeitsbildung fest.[5] Paul Ehrlich (Berlin) (56) sprach davon, dass Kammerwasser im Ziliarkörper und zusätzlich in der Iris gebildet wird[6]: *„Offenbar kommt [...] nur die Sekretion oberflächlich gelegener Gefäße, insbesondere der des Corpus ciliare in Betracht [...]".* Allerdings meinte Ehrlich zusätzlich, dass das Kammerwasser aus der Irisperipherie von *„zwei Secretionscentren",*

---

1 Zur Anatomie und Physiologie des Ziliarkörpers führten GRÜB & MIELKE (2004, S. 357) (81) an: Der Ziliarkörper (ZK) ist von Ziliarepithel (Pars ciliaris retinae) bedeckt und reicht von der Ora serrata (Pars plana) bis zur Basis der Iris (Pars plicata). Das Stroma des ZK wird von einem netzartigen Kapillarsystem durchzogen. Postsynaptische sympathische und parasympathische Nervenfasern durchziehen Ziliarmuskel, Gefäßsystem und Epithel. Das Epithel besteht aus 2 Zelllagen: Die äußere pigmentierte, „PE", weist zum Stroma hin; die innere nicht pigmentierte Epithelschicht, „NPE", zur hinteren Augenkammer. Die beiden Schichten sind durch *„gap junctions"* miteinander verbunden. Das Kammerwasser wird gebildet: 1.über den Blutfluss zu den ZK-fortsätzen; 2.durch Plasmaübertreten in das ZK-Stroma: 3.durch aktive und passive Transportprozesse in die hintere Augenkammer. Der durchschnittliche Blutfluss im Processus ciliaris liegt bei etwa 115–154 µl/min. Es besteht eine unidirektionale Sekretion und eine langsamere Reabsorption des Kammerwassers. Die Kationensekretion erfolgt transzellulär, die Anionenreabsorption parazellulär (S. 359).

2 LEBER (1873), S. 88.

3 LEBER (1873), S. 85.

4 LEBER (1873), S. 86.

5 SCHOELER & UHTHOFF (1881), S. 67, 68.

6 EHRLICH (1882), S. 22.

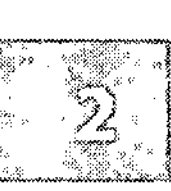

einem vorderen nasalen und einem hinteren gebildet wird.[7] Auch Scalinci (Neapel) (187)
stützte die Vorstellung der Kammerwasserentstehung im Ziliarepithel. Nach einer Zerstö-
rung des Ziliarepithels wurde kein Kammerwasser mehr gebildet. Als wichtiger Bestand-
teil des Kammerwassers wurde NaCl nachgewiesen. Georg Abelsdorff & Karl Wessely
(1) (Würzburg, Berlin) stellten in Vogelaugen fest, dass nach intravenöser Fluoresceininjektion *„die ganze Gegend der Ciliarfortsätze in Form eines deutlich abgesetzten Ringes
grün gefärbt"* war.[8] Otto Schnaudigel (Frankfurt/M) (191) bestätigte nach intravenöser
Trypanblauinjektion bei albinotischen Kaninchen, dass der Ziliarkörper ein *„spezifisches
Absonderungsorgan"* darstellt: *„Das Corpus ciliare bietet [...] einen prachtvollen Anblick
dar: es ist sattblau."*[9]

- **Kontroverse zwischen Hamburger und Leber**

Eine *kontroverse Ansicht* zu Beobachtungen mehrerer Autoren vertrat Carl Hamburger
(Berlin) (90, 91), der aufgrund von Tierversuchen folgerte, dass Kammerwasser von der
Iris und nicht vom Ziliarkörper produziert werde.

Hamburger, der seine Versuche im tierphysiologischen Laboratorium der „Königlich
Landwirtschaftlichen Hochschule" in Berlin durchführte, versuchte die Leber'sche Auf-
fassung einer Kammerwasserproduktion durch den Ziliarkörper zu widerlegen. Theodor
Leber (Heidelberg) (150) antwortete 1904 auf Hamburgers Kritik: *„Nach der vorstehenden
Auslassung des Herrn Dr. Hamburger kann ich annehmen, dass er mein Buch nicht genau
genug gelesen hat [...]. Wer sich die Mühe nehmen will, den Inhalt meines Buches mit den
Hamburgerschen Arbeiten zu vergleichen, wird sich unschwer von der Grundlosigkeit der
mir gemachten Vorwürfe überzeugen".*[10]

2.1.2 Strittige Frage zur Kammerwasserentstehung

Hamburger lehnte Lebers Vorstellung einer Kammerwasserentstehung im Ziliarkörper
entschieden ab. Er ereiferte sich wie folgt (92)[11]: *„Lebers Anschauung über die Saftströmung
des Auges [hält] einer voraussetzungslosen Prüfung in überraschend schlechter Weise stand,
und ich nehme jetzt nach langjähriger Arbeit keinen Anstand mehr, es auszusprechen, dass
sie gerade in den wesentlichen Punkten falsch ist".*[12]

In seiner Monographie *„Über die Ernährung des Auges"* schrieb Hamburger (92)[13]:
„Ich halte sie [Lebers Theorie] für unrichtig und bin der Meinung:

---

7   EHRLICH (1882), S. 38.

8   ABELSDORFF & WESSELY (1909), S. 91.

9   SCHNAUDIGEL (1913), S. 97.

10   LEBER (1905), S. 108.

11   HAMBURGER (1910), S. 47.

12   HAMBURGER (1910), S. 47: *„Dies gilt I.von der Anschauung, dass der Ziliarkörper das intraokulare Sekretionsorgan schlechtweg sei und dass ihm, vollends ihm ganz allein, die Aufgabe zufalle, das physiologische Kammerwasser zu liefern;
II.von der Ansicht, dass die Iris in sekretorischer Hinsicht als steril und als inaktiv zu gelten habe [...]".*

13   HAMBURGER (1914), S. 54.

1. *dass der Abfluss aus dem Auge überhaupt nicht durch streng hydrostatische Gesetze erfolgt mit mathematischer Konstanz in jeder Zeiteinheit, sondern vielmehr durch zelluläre Resorption und durch Vermittlung der Lymphwege [...].*
2. *dass der Schlemm'sche Kanal nicht der wichtigste Abflusskanal des Auges ist, sondern nur einer unter vielen entsprechend seinem relativ geringen Querschnitt gegenüber dem Gesamtquerschnitt der Irisvenen".*

Auch Paul Römer (Greifswald) (176) merkte in seinem Vortrag an, dass er daran zweifle, ob der Ziliarkörper das „alleinige" Sekretionsorgan sei[14]: *„Wir müssen aus unseren Versuchen den Schluss ziehen: die immer wiederkehrende Behauptung, dass der Ziliarkörper das ‚alleinige' Sekretionsorgan des Auges sei, ist bisher für das Menschenauge völlig unbewiesen".*

„Sachlich ist es meine Überzeugung, dass die Lebersche Hypothese der größte Hemmschuh für den Fortschritt in der Erforschung des Flüssigkeitswechsels ist".[15]

2.1.3 Argumente für die Kammerwasserentstehung in der Iris

Im Unterschied zu Lebers Auffassung einer Kammerwasserbildung im Ziliarkörper argumentierten mehrere Autoren aufgrund von Tierexperimenten, dass das Kammerwasser in der Iris entstehe. So meinte Ernst Fuchs (69)[16] (Lüttich): *„Die Irislymphe ergießt sich ohne Zweifel zumeist direkt in die Kammer und liefert so einen Teil des Humor aqueus".* Schick (188)[17] (Marburg) fand, dass die *„Regeneration des Humor aqueus [...] ausschließlich von der Vorderfläche der Iris"* ausgehe. Eine aktive Beteiligung der Iris an der Kammerwasserbildung betonten auch Richard Ulrich (272), Stock (Freiburg) (260) sowie Wessely (286, 287).

Wessely (286)[18] wies allerdings darauf hin, dass das Kammerwasser am wahrscheinlichsten von der Iris, aber auch von den Ziliarfortsätzen durch Transsudation gebildet wird. Ulrich (272)[19] führte zusätzlich an, dass *„ein Teil des Kammerwassers unzweifelhaft seine Abkunft aus dem Glaskörper und somit aus den Gefäßen der Chorioidea und Retina herleitet".* Ernst Pflüger (172)[20] (Bern) hatte goße *„grüne Perlen aus zwei Punkten der vorderen Fläche der Iris in der Gegend des Circulius arteriosus major"* nach der Fluoresceininjektion bei Kaninchen beobachtet. Pflüger vertrat trotzdem die Auffassung, dass vorwiegend der Ziliarkörper Kammerwasser produziere. Auch Hagen (Oslo) (86) vermutete, dass die Transsudation des Kammerwassers im Tierauge vom Ziliarkörper aus stattfände; jedoch im Unterschied zum Menschenauge, wo sie vorzugsweise in der Iris erfolgt. Eine

---

14 RÖMER (1920), S. 57.
15 RÖMER (1920), S. 68.
16 FUCHS (1885), S. 83.
17 SCHICK (1885), S. 95.
18 WESSELY (1905), S. 603, 612.
19 ULRICH (1880), S. 49.
20 PFLÜGER (1906), S. 448.

Kammerwasserbildung aus der Iris und zusätzlich aus dem Ziliarkörper wurde von Nakamura[21] und Mitarbeitern (Osaka) (167) angenommen.

Im Unterschied zu den Auffassungen über die Iris als Ort der Kammerwasserbildung hielt Knies (136)[22] (Zürich) die Choriocapillaris des Uvealtraktes für den *„wesentlichen Sekretionsort"* der intraokularen Flüssigkeit.

2.2   Argumente gegen eine Kammerwasserbildung in der Iris

Eine gegensätzliche Meinung vertrat Staderini (257), der an der Vorderfläche der Iris keine Kammerwassersekretion beobachtet hatte. Brunhuber (37) berichtete über eine einseitige totale „Irideremie" (Fehlen der Iris) bei Hydrophthalmus beider Augen eines siebenjährigen Jungen. Beide Augen zeigten eine hochgradige Megalocornea. Daraus folgerte Brunhuber, dass Kammerwasser auch bei fehlender Iris gebildet werden müsste.

Als Gegenargumente einer Irisbeteiligung an der Kammerwasserbildung wurde von Leber (149)[23] angeführt, dass die Vorderfläche der Iris *„nachgewiesenermaßen zur Resorption von Flüssigkeit dient und es nicht annehmbar ist, dass dieselben Gefäße zwei direkt entgegengesetzte Vorgänge vermitteln"*. Als Hinweis, dass Kammerwasser hinter der Iris gebildet wird, erwähnte Leber (149),[24] dass sich nach einem Pupillarverschluss durch Synechien die Iris durch hinter ihr sich ansammelnde Flüssigkeit *„vorgebuchtet"* wird (Hinweis auf eine „Napfkucheniris").

Fischer (Leipzig) (61) bestätigte, dass sich nach intravenöser Injektion bestimmter Farbstoffe wie Methylenblau oder Toluidinblau das Ziliarepithel, nicht aber das Irisstroma und die Irisgefäße anfärbten.

2.3   Unterschiedliche Ansichten: Filtration oder Sekretion

2.3.1   Argumente für eine Filtration

Leber betonte, dass die Kammerwasserabsonderung als Transsudation aufzufassen sei, als ein Filtrationsvorgang. Die Leber'sche Auffassung wurde durch mehrere Autoren gestützt. Das Kammerwasser würde durch Filtration in die Venen des Circulus venosus abfließen (146).[25] Auch Niesnamow (Charkow) (169), der im Labor von Theodor Leber tätig war,

---

21 NAKAMURA & MITARBEITER (1922), S. 655, 656, stellten fest: *„Das intravenöse Fluoreszeinnatrium wird aus der Irisoberfläche nahe der Pupille ausgeschieden und steigt entlang der Irisvorderfläche nach oben hinauf; [...] Mit Methylviolettinstillation konstatieren wir einen physiologischen Pupillenverschluss beim Kaninchen [...]. Normalerweise wird das Vorderkammerwasser aus der vorderen Irisfläche und das Hinterkammerwasser aus der hinteren Irisoberfläche oder dem Ziliarkörper ausgeschieden".*

22 KNIES (1878), S. 367.

23 LEBER (1903), S. 244.

24 LEBER (1903), S. 236.

25 LEBER (1873), S. 105.

betonte, dass die Kammerwasserabsonderung durch Filtration durch die Gefäßwände des Ziliarkörpers entstehe. Carlini (Livorno) (40) hielt das Kammerwasser für ein Filtrationsprodukt der Ziliarfortsatz- und Irisgefäße. Max Baurmann (Göttingen) (17) vertrat die Auffassung Lebers, denn er stellte fest: *„ Vielmehr deuten die Gesetzmäßigkeiten […] darauf hin, dass das Kammerwasser ein Ultrafiltrat des Serums sei. Als treibende Kraft der Kammerwasserproduktion reicht der Blutdruck hin".*[26]

2.3.2 Der Ziliarkörper mit der Funktion einer Drüse

˙ Mery (164)[27] hatte bereits im Jahr 1707 sezernierende kleine Drüsen im Ziliarbereich beschrieben. Richard Greeff (Frankfurt/M) (79) beobachtete nach Eröffnung der Vorderkammer im Tierversuch im *„Gebiet des Processus ciliares große zahlreiche Blasen",* welche später auch von H. Bauer (Frankfurt/M) (15) bestätigt wurden. Eine Kammerwassersekretion aus dem Ziliarkörper wurde auch von L. Leplat (Liège, 154) und Henderson & Starling (London) (100) angenommen.

Im Unterschied zu Lebers Auffassung der Kammerwasserbildung durch Filtration (Transsudation) fanden Boucheron (31), Edward Treacher Collins (London) (269) und Nicati (168), dass der Ziliarkörper eine Drüsenfunktion habe. Das Kammerwasser werde sezerniert. Nicati bezeichnete den Ziliarkörper als *„La Glande de l'humeur aqueuse".* In späteren Jahren schlossen sich der Auffassung einer *„Ciliardrüse"* auch Rutteman (Amsterdam) (183), Serr (Heidelberg) (227) und insbesondere Seidel (209) an.

2.3.3 Zum zeitlichen Ablauf der Kammerwassersekretion

Leplat fand (154)[28]: *„Cette quantité de liquide qui a pénétré dans l'oeil est de 1,4 milligram en 14 minutes".*

Leber (147)[29] berechnete, dass durch Sekretion die vordere Kammer in 35 Minuten gefüllt sein würde. *„Selbst wenn wir den beim Menschen gefundenen Maximalwert von 9 mm³ nehmen, so würde doch über ¼ Stunde vergehen, bis ein Flüssigkeitsteilchen aus der Mitte der Pupille den Weg bis zum Kammerwinkel zurückgelegt hat; dies ist eine*

---

26 BAURMANN (1926), S. 113.

27 MERY (1707) S. 499, 500 schrieb: „Pour la découvrir je parcourus dans un autre sujet toutes les membranes propres de l'oeil; mais je n'y trouvay rien qui put me satisfaire. A la fin je remarquay autour du cristallin, par derriere, un grand nombre de très-petites glandes jointes aux fibres cilières; mais toutes détachées du cristallin autour duquel elles forment une espece de couronne. Ces petites glandes sont de couleur blanche, elles ont toutes une ligne de long ou environ sur un quart de large.
La découverte des ces petites glandes que j'avois toujours confondues, avec les fibres cilières me donna cette idée qu'elles pouvoir bien être la fource d'ou coule l'humeur aqueuse".

28 LEPLAT (1889), S. 136.

29 LEBER (1895), S. 89.

Geschwindigkeit, welche etwa dreimal geringer ist als die des Minutenzeigers einer gewöhnlichen Taschenuhr".

„Beim menschlichen Auge fanden Bentzen und ich (1895) 13 Stunden nach dem Tode [...] *eine Filtration von 5 mm³ in der Minute"* (149).[30]

Leber[31] (152) bemerkte, dass die Filtration des Kammerwassers temperaturabhängig war. Bei Körpertemperatur *„stieg bei Schweinsaugen die in das Auge einfließende Menge auf das 2–3 fache und darüber; kühlten wir sie auf ungefähr 0° ab, so sank der Einlauf auf die Hälfte des Wertes ab".*

Leber & Pilzecker (151) berichteten, dass bei früheren Versuchen an Kaninchen Bentzen (Kopenhagen)(21) eine Filtration von 6 mm³, Niesnamoff (169) eine solche von 7 mm³ in der Minute gefunden hatte, während die neuesten Versuche 4,0 und 5,6 mm³ ergeben hatten. Uribe y Troncoso (275)[32] (Mexico) stellte beim Kaninchen eine durchschnittliche Ausscheidung des Kammerwassers von 3,5 mm³ pro Minute fest.

Berechnungen in neuester Zeit ergaben, dass das gesamte Kammerwasservolumen alle 90 bis 100 Minuten ersetzt wird (65).

2.4   Theorie eines „physiologischen Pupillenabschlusses"

Aufgrund eines Tierversuchs argumentierte Hamburger (87–89),[33] dass keine Verbindung zwischen vorderer und hinterer Augenkammer bestehen könne. Er berichtete: *„Ich hatte, um die konstante Durchgängigkeit der Pupille zu prüfen, in die hintere Augenkammer eine kleinste Menge einer 30 % Fluoresceinlösung eingebracht,* [...] *die Pupille aber zeigte mehr als 15 Minuten lang auch nicht die Spur einer Grünfärbung".* Hamburger argumentierte weiter: *„So blieb – so glaubte ich schließen zu müssen – nichts übrig als die Folgerung, dass von einer freien und ständigen Kommunikation keine Rede mehr sein könne und dass diese Auffassung ersetzt werden müsse durch die Annahme eines physiologischen Pupillenabschlusses".*[34] *„Als Ursache für diesen physiologischen Pupillenabschluss, den ich bei mittelweiter und bei enger Pupille für bewiesen halte, hatte ich angeführt, dass Iris und Linse dicht aneinander gepresst seien".*[35] Die Vorstellung eines *„physiologischen Pupillenabschlusses"* vertraten außer Hamburger auch Kahn (Prag) (124) sowie Nakamura und Mitarbeiter (167)[36] (Osaka).

---

30   LEBER (1903), S. 226, 227.

31   LEBER (1906), S. 243.

32   URIBE y TRONCOSO (1914), S. 28.

33   HAMBURGER (1899), S. 144.

34   HAMBURGER (1899), S. 145.

35   HAMBURGER (1899), S. 147.

36   NAKAMURA u. MITARBEITER (1922), S. 656.

2.4.1 Vorstellung einer Stauung des Kammerwassers zwischen Hinter- und Vorderkammer

Ulrich (273)[37] argumentierte, dass *„der exakte positive Beweis, dass das regenerierte Kammerwasser aus der hinteren Kammer in die vordere unter dem Pupillarrand übertrete"*, fehle. Ulrich (273)[38] glaubte, dass am Linsen-Äquator *„eine gewisse* Stauung *des Flüssigkeitsstromes eintreten"* würde.

Ein *„Glaskörperflüssigkeitsstrom"* würde beim Kaninchen von der hinteren in die vordere Augenkammer *„quer durch die Iriswurzel"* fließen.[39]

2.4.2 Ablehnung eines „physiologischen Pupillenabschlusses"

Dass es keinen „physiologischen Pupillenabschluss" geben kann, hatte der Göttinger Anatom Jakob Henle (102)[40] bereits 1873 in seiner Monographie mitgeteilt: *„Ich kam zu dem Resultat, dass die Iris an beiden Seiten von Flüssigkeit bespült werde, wenn auch die Auflagerung ihres Pupillarrandes auf der Vorderfläche der Linse die freie Kommunikation der hinter der Iris und vor derselben befindlichen Flüssigkeit einigermaßen beschränkt ist"*.

2.4.3 Unterschied zwischen „Sekret" der Hinterkammer und Kammerwasser der Vorderkammer

Paul Ehrlich (56)[41] stellte nach Fluoresceininjektion bei Kaninchen fest, dass *„das normale Sekret der Hinterkammer in seinen Eigenschaften, durch seine gesättigt grüne Farbe und ein höheres spezifisches Gewicht sich durchaus vom Humor aqueus unterscheidet"*.[42] Offenbar meinte er mit dieser Aussage, dass ein Unterschied zwischen dem Kammerwasser der Hinterkammer und der Vorderkammer besteht.

Paul Ehrlich führte Fluorescein in die Ophthalmologie ein. Hatte er geahnt, welch weitreichende, bahnbrechende Bedeutung diesem Farbstoff für die ophthalmologische Diagnostik zukommen würde? Die Fluorezenzangiografie gehört zu den wichtigsten diagnostischen Maßnahmen bis in die heutige Zeit!

---

37 ULRICH (1888), S. 158.

38 ULRICH (1880), S. 41.

39 ULRICH (1880), S. 44.

40 HENLE (1873), S. 712.

41 PAUL EHRLICH (1854–1915), Nobelpreis 1908 für zahlreiche Innovationen. Ehrlich ist der Begründer der modernen Chemotherapie. Ehrlich hatte 1882 erstmals über seine Fluoresceinversuche berichtet. Ehrlich teilte mit, dass Fluorescein aus der Muttersubstanz Eosin und *„durch Zusammenschmelzen von Phthalsäure und Resorcin gewonnen wird"* (S. 22). Er beobachtete, dass die Fluoresceinlösung in konzentriertem Zustand dunkelrot, ohne Fluorescenz, beim Verdünnen im durchfallenden Licht gelbrot, dann gelb erscheint. Dabei zeigt sich eine *„prachtvolle gelbgrüne Fluoreszenz, die viel Ähnlichkeit mit derjenigen des Uranglases hat"*. Ehrlich hatte Fluorescein erstmals für Tierversuche eingeführt und auch bei hohen Dosen des Farbstoffs nie eine toxische Wirkung beobachtet. (S. 22). Eine Fluoresceinnatriumlösung wurde unter dem Firmennamen *„Uranin"* bekannt.

42 EHRLICH (1882), S. 39.

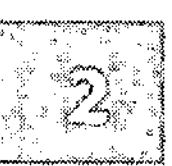

2.4.4 Ablehnung einer Flüssigkeitsbewegung im Auge

Otto Weiss (284)[43] (Königsberg) meinte: *„Für das Vorhandensein eines Druckgefälles zwischen vorderer und hinterer Kammer oder zwischen Irisvorderfläche und Kammerwinkel spricht nicht eine einzige Tatsache"*. Er betonte außerdem, dass *„nicht die geringste Wahrscheinlichkeit"* bestehe, dass eine *„Bildung von Humor an bestimmten Stellen und ein Abfließen zu anderen Stellen stattfindet, d. h. dass eine Strömung infolge eines Druckgefälles besteht"*.

In mehreren Arbeiten betonte der Physiologe Weiss (285),[44] dass ein Abfluss des Kammerwassers *„aufgrund hydrostatischer Druckkräfte im normalen Auge undenkbar ist"*.[45] Dieser Auffassung widersprachen die Befunde von Ulbrich (270), dass intraokulare Druckdifferenzen physiologisch bedingt seien. Wessely (286)[46] hob hervor, dass *„im normalen Auge ein ständiger, nur eben äußerst langsam und sich genau die Wage haltender Zu- und Abstrom von Flüssigkeit vor sich geht"*. Als Zeichen einer Kammerwasserbewegung stellte Paul Ehrlich (56) bei Kaninchen nach einer intravenösen Fluoresceininjektion eine leuchtend grüne Fluoreszenz nach wenigen Minuten in Form einer haarscharfen vertikalen, im Bereich der Hornhauthinterfläche bogenförmig anliegenden grünen Linie fest, die von der Irisperipherie ausging. Diese Erscheinung wurde als *„Ehrlichsche Linie"* bezeichnet. Wessely[47] berichtete, dass diese grüne Linie beim Kaninchen, jedoch bei der Katze schon sehr viel weniger deutlich, beim Hund und Affen aber überhaupt nicht festgestellt wurde.

2.5 Zum Abfluss des Kammerwassers aus dem Auge

Ernst Brücke (36)[48] fand: *„Der Canalis Schlemmii ist ein wirklicher, vollkommen regelmäßiger cirkelrunder Sinus. Man kann ihn [...] als Circulus venosis iridis auffassen"*. Henle (102) meinte, dass der *„Sinus venosus iridis"* (*„Sinus s. Canalis Schlemmii"*) *„eine dem Hornhautrande konzentrische, zuweilen geteilte Vene"* sei. Leber (144)[49] stellte im Tierversuch fest, dass der Schlemm'sche Kanal aus einem Venenplexus bestehen würde. Leber sprach auch in späteren Publikationen vom Venenplexus, den er im Tierversuch nachwies. So auch in der Arbeit Leber & Bentzen (148): *„Ich habe gezeigt, dass derselbe kein einfacher ringförmiger Kanal ist, wie man bis dahin annahm, sondern dass er häufig an einem Teil des Umfangs in zwei oder drei, zuweilen sogar in zahlreiche, gleich große,*

---

43 WEISS (1906), S. 611.

44 WEISS (1923), S. 470.

45 WEISS (1923), S. 470.

46 WESSELY (1905), S. 588.

47 WESSELY (1905), S. 587.

48 BRÜCKE (1847), S. 53.

49 LEBER (1865), S. 315.

vielfach anastomosierende Äste zerfällt, somit eine bald mehr, bald weniger ausgespro-chene plexusartige Beschaffenheit besitzt". Die beiden Autoren stellten fest, dass eine Carminlösung *„mit Leichtigkeit überging",* da eine *„Filtration durch die Gefäßwand"* stattgefunden hatte.

Demgegenüber argumentierte Gustav Schwalbe (195):[50] *„Dass Leber an seinen Injek-tionspräparaten außer dem Ziliarplexus nichts von einem Schlemm'schen Kanal bemerken konnte, scheint mir nicht mehr auffallend, seitdem ich erfahren habe, wie leicht an getrock-neten und wieder aufgeweichten Präparaten die Wandungen des Kanals aneinander kleben bleiben [...]. Nach diesen Auseinandersetzungen scheint mir auch die letzthin geäußerte oben zitierte Meinung von Leber nicht mehr haltbar. Ziliarplexus und Schlemm'scher Kanal sind nicht identisch"* (S. 261).

Schwalbe (195)[51] hielt den Schlemm'schen Kanal nicht wie Leber für ein Blutgefäß, sondern für einen *„Lymphbehälter",* der *„mit den aus dem Ziliarplexus selbst hervorgehen-den Venen [...] in offener Kommunikation steht, und zwar derart, dass bei Druckerhöhung im Gebiet der Venen leicht ein Blutübertritt in den Kanal stattfindet".* Demgegenüber wies Leber[52] darauf hin, dass kein Zusammenhang mit abführenden Lymphgefäßen nachge-wiesen wurde.

Auch Heisrath (99) kam nach seinen Versuchen mit dem Berliner Blau-Farbstoff zu dem Urteil: [So] *müssen wir uns für berechtigt halten, eine offene Kommunikation zwi-schen der vorderen Augenkammer und den vorderen Ziliarvenen als zweifellos bestehend anzunehmen".*[53]

Der Schlemm'sche Kanal wurde aber als Hauptabflusskanal des Kammerwassers von Heisrath (99), Straub (261) sowie Gutmann (82) angesehen.

2.5.1 Kontroverse zwischen Hamburger und Leber über den Druck im Schlemm'schen Kanal

Leber & Pilzecker (151)[54] hoben hervor, dass die Druckdifferenz zwischen vorderer Kammer und abführenden Venen, *„die wesentliche Bedingung für das Zustandekom-men einer Filtration"* darstellt. Der Druck in den abführenden Venen und im „Circulus venosus Schlemmii" muss niedriger als der intraokulare Druck sein. Hamburger (94)[55] zitierte Lebers Feststellung eines verminderten Druckes im Schlemm'schen Kanal im Ver-gleich zum intraokularen Druck. Hamburger argumentierte: *„Höchstwahrscheinlich ist das falsch, denn die Füllung der Gefäße ändert sich entscheidend mit dem Tode oder gar bei*

---

50 SCHWALBE (1870), S. 303.

51 SCHWALBE (1970), S. 311.

52 LEBER (1873), S. 182.

53 HEISRATH (1880), S. 221.

54 LEBER, PILZECKER (1906), S. 4.

55 HAMBURGER (1921), S. 635.

der Enukleation. Nach O. Weiss ist die Vernachlässigung dieses Gesichtspunktes der bedeutendste Fehler, der bei der Frage nach dem Abfluss der Augenflüssigkeit begangen worden ist". Weiss fand den Druck in den Wirbelvenen (mit denen der Kanal kommuniziert) *„sogar höher als im Humor!".*

Perkins (London) stellte fest,[56] dass der Druck im Schlemm'schen Kanal etwa 10 % niedriger war als der Druck in der Vorderkammer.

2.5.2 Zu den Venen des Schlemm'schen Kanals

Hans Lauber (142)[57] (Wien) fand, dass die Venen des *„Circulus venosus Schlemmii"* bei Säugern und beim Menschen auf den Schnitten meistens leer waren, aber des öfteren hatte er auch Blut im Kanal gefunden. Er argumentierte, dass es von den Druckverhältnissen in der vorderen Kammer und in den Ziliarvenen abhänge, ob der *„Circulus venosus Schlemmii mit Kammerwasser oder mit Blut gefüllt ist".* Die abführenden Venen des *„Circulus venosus Schlemmii"* waren dünnwandig, bestehend aus einer einfachen Lage von Endothelzellen.

2.5.3 Möglicher Abflussweg durch die Hornhaut

Leber (146)[58] erwähnte, dass *„die älteren Autoren"* der Ansicht waren, der Humor aqueus durchdringe die Hornhaut und komme aus zahlreichen feinsten Poren an ihrer Außenfläche heraus. Eine *„vermehrte Transfusion durch die Kornea"* hielt Stellwag von Carion (258)[59] (Wien) für möglich. Max Knies (135)[60] meinte, dass ein *„doppelter Abflussweg"* für das Kammerwasser bestehe, *„einmal durch die Kornea [...] zweitens vom Fontanaschen Raum aus durch die Substanz der Sklera".* Laqueur (141)[61] (Straßburg) stellte bei seinen Experimenten mit Ferrocyankaliumlösung in der Vorderkammer fest, dass auf *„jeder epithelentblößten Stelle, die man mit einem in Eisenchloridlösung getauchten Papier berührt, nach einiger Zeit die charakteristische Reaktion* [eintritt]. *Dieselbe tritt konstant an der Peripherie der Hornhaut viel früher ein als im Zentrum".* Hamburger (93)[62] meinte, [...] *„dass für die Resorption die Blutgefäße des Auges viel weniger in Frage kommen als die sie umgebenden Lymphwege, sehr wahrscheinlich auch die Lymphbahnen der Hornhaut".*

---

56   PERKINS (1955), S. 215–217.
57   LAUBER (1901), S. 443.
58   LEBER (1873), S. 90.
59   STELLWAG v. CARION (1868), S. 38.
60   KNIES (1875), S. 409.
61   LAQUEUR (1872), S. 578.
62   HAMBURGER (1914), S. 54.

2.5.4 Der Gegenbeweis durch Leber

Lebers Tierversuche (146) widerlegten eindeutig die Vorstellung eines Abflusses von Flüssigkeit durch die Hornhaut. Leber[63] zitierte Winslow (290),[64] der meinte, durch Druck auf den Bulbus feinste Tröpfchen auf der Hornhautoberfläche beobachtet zu haben.

Leber (146)[65] wies experimentell nach, dass *„selbst unter bedeutend gesteigertem Druck keine Flüssigkeit durch die Hornhaut hindurchdringt"*. Entsprechende Beobachtungen mit dem Nachweis einer fehlenden Hornhautdurchlässigkeit für Kammerwasser wurden auch von Schoeler (189) mitgeteilt.

2.5.5 Sonstige mögliche Abflusswege des Kammerwassers

Ein Abfluss durch den Glaskörper nach hinten bis zum Sehnerv

Stilling (235)[66] (Straßburg) meinte, dass ein Abfluss der „*Glaskörperlymphe*" aller Wahrscheinlichkeit nach durch den Sehnerv und seine Scheiden stattfinden würde.

Demgegenüber berichtete Schoeler (192),[67] dass auch bei fortgesetzter stärkster Drucksteigerung über längere Zeit – durch Glaskörperinjektion einer Kochsalzlösung – niemals ein Flüssigkeitsaustritt an dem durchschnittenen Sehnervenende wahrgenommen werden konnte.

Priestley Smith (London) (252) bezog Stellung zur viel diskutierten Frage eines Kammerwasserabflusses zum Sehnerv hin. Mit entsprechenden Experimenten konnte er diese Vorstellung an enukleierten Augen widerlegen. Er fand, dass nur eine extrem geringe Menge im Vergleich zum Abfluss in die Vorderkammer zum hinteren Augenbereich abfließen würde. Gifford (Omaha, Nebraska) (71) postulierte, dass die von den Ziliarfortsätzen ausgeschiedene Flüssigkeit sich in zwei Ströme teile. Einer verlaufe in die Hinterkammer und danach durch die Pupille in die Vorderkammer, aber der andere nach hinten durch den Glaskörper und von da aus durch den Zentralkanal des Sehnervs in die Gewebe der Augenhöhle. Demgegenüber stellten Nuel & Benoit (170)[68] (Liège) fest, dass ein Abfluss in den hinteren Augenbereich beim Menschen nicht stattfinden würde. Sie untersuchten den Kammerwasserabfluss mit Tuscheinjektionen der Augen beim Menschen und bei

---

63 LEBER (1873), S. 127.

64 M. WINSLOW (1721), S. 320, schrieb: „Cette toile paroît être formée d'une lymphe qui fuinte naturellement par les pores de la Cornée transparente dont, [...] j'ai été fort en peine pendant plusieurs années, ne les ayant jamais pû voir dans l'homme. A la fin j'y suis parvenu. M'étant trouvé depuis peu à la dissection d'un oeil cataracté [...] je pressai par hazard l'autre oeil d'une certaine manière, et je vis avec beaucoup de joye une rosée fine s'amasser peu à peu sur la corné transparente à mesure que je pressois. Je l'essuyai bien, et je réterai ensuite la pression avec le même succés, et en regardant de prés, je vis distinctement les gouttelets en fortir. Je fis voir cette heureuse experience plusieurs fois de suite aux assistants".

65 LEBER (1873), S. 125.

66 STILLING (1886), S. 314.

67 SCHOELER (1879), S. 110, 111.

68 NUEL, BENOIT (1899), S. 225, 226.

Kaninchen, Hund, Katze und Huhn. Nur beim Kaninchen wurde festgestellt, dass Kammerwasser auch in den hinteren Bereich des Auges entlang der Gefäße des Sehnerven abfloss. Beim Menschen und bei der Katze, beim Hund und beim Huhn fehlte ein rückwärts gerichteter Strom. Beim Auge des Menschen wurde der Abfluss aus der Vorderkammer durch den Kammerwinkel zum Schlemm'schen Kanal und anschließend durch Filtration in die Venen des Ziliarkörpers und der Iris nachgewiesen. Der Schlemm'sche Kanal wurde als venöser Sinus aufgefasst. Leplat (Liège, 154) füllte die Vorderkammer des lebenden Kaninchenauges mit Vaseline und verlegte dadurch die Hauptabflusswege des Kammerwassers. Nach seiner Schätzung zeigte sich ein Flüssigkeitsabfluss in die hintere Bulbushälfte von nur etwa 1/50 der gesamten Kammerwassermenge.

Leber (149)[69] hatte nach Injektion einer sehr geringen Menge einer Tuschelösung in die hintere Augenkammer *„schon nach einer halben Stunde, als das Auge enukleiert wurde, eine Füllung des Zentralkanals des Glaskörpers und von da aus der perivaskulären Räume des Sehnerveneintritts erhalten [...]. Hiernach scheint in der Tat – wie schon Schwalbe und Stilling angenommen, von Ulrich aber bestritten wurde – dieser Abfluss durch den Canalis hyaloideus vemittelt zu werden".*

Zusätziche Abflusswege des Kammerwassers durch Iris und Ziliarkörper

Wenn auch das Kammerwasser zwar vorwiegend durch den Schlemm'schen Kanal abfließt, so hatten sowohl Leber (146, 149) und Heisrath (99) als auch Asayama (6) gefunden, dass geringe Mengen durch die Irisvorderfläche und von dort in die Venae vorticosae abflossen. Leber erwähnte auch einen Weg über den Ziliarkörper.

2.6   Zur Glaukomentstehung

A. Weber (279)[70] (Darmstadt) meinte, *„dass in allen Klassen von Glaukomen, dem entzündlichen wie nicht entzündlichen, primären wie secundären Glaukom die Filtrationswege eingeengt und schließlich verschlossen sind".* Weber vermutete eine Anschwellung der Ziliarfortsätze als zusätzliche Möglichkeit der Glaukomentstehung.[71] Die Auffassung einer Einengung der Filtrationswege als Glaukomursache wurde von Weber (279) mitgeteilt.

Nach Lebers Ansicht (147) wird das primäre Glaukom durch eine Reduktion oder auch durch Aufhebung der Filtration des Kammerwassers hervorgerufen. Gemeinsam mit Bentzen (148)[72] (Kopenhagen) wurde jedes enukleierte glaukomatöse Auge auf seine Filtrationsfähigkeit geprüft. Stets zeigte sich eine *„Verlegung oder Verwachsung des Kammerwinkels".* Die Vorstellung einer reduzierten Filtration des Kammerwassers zur Glaukomentstehung wurde als **Retentionstheorie** bezeichnet.

69 LEBER (1903), S. 292.

70 WEBER (1877), S. 41.

71 WEBER (1877), S. 64, 65.

72 LEBER, BENTZEN (1895), S. 257.

Erich Seidels Versuche (1920–1924) zur Klärung widersprüchlicher Ansichten über die Physiologie der intraokularen Kammerwasserbewegung und der Abflusswege

© Springer-Verlag GmbH Deutschland, ein Teil von Springer Nature 2018
D. Schmidt, *Forschungsgeschichte der Kammerwasserphysiologie*,
https://doi.org/10.1007/978-3-662-57749-3_3

Aufgrund zahlreicher oft gegensätzlicher Vorstellungen zur intraokularen Kammerwasserentstehung und zum -abfluss, insbesondere nach den oft unbewiesenen Argumenten der Autoren Hamburger, Kahn, Weiss und Römer, veröffentlichte Erich Seidel in den Jahren von 1920 bis 1924 insgesamt 24 dicht aufeinander folgende Arbeiten zum Thema der *„intraokularen Saftströmung"*. Seidel versuchte, systematisch die ungeklärten Fragen vorwiegend mit Tierversuchen zu beantworten.

Seidel wurde 1925 für seine überzeugenden, klarstellenden Ergebnisse mit dem v. Graefe-Preis von der Deutschen Ophthalmologischen Gesellschaft geehrt.[1]

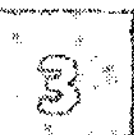

3.1   Seidels Publikationen zu den folgenden Themen

3.1.1   Bedeutung des Ziliarkörpers für die Kammerwasserproduktion

Seidel (208)[2] (I. Mitteilung) berichtete über seine Tierversuche mit Fluorescein- und Indigo-Carmin-Injektionen. Er stellte eine *„vitale Ziliarkörperfärbung"* bei *„völligem Fehlen einer Färbung der Iris"* fest.[3]

Seidel (209)[4] (II. Mitteilung) fand, dass die Epithelzellen des Ziliarkörpers zahlreiche, typisch angeordnete Mitochondrien aufwiesen, im Unterschied zu den *„Epithelzellen der Aderhautgeflechte"*. Es zeigten sich keine mitochondrialen Bildungen der Irisvorderfläche. Zusätzlich beobachtete er in zahlreichen Zellen des Ziliarepithels kleine Bläschen oder Tröpfchen unterschiedlicher Größe und Anzahl, als Zeichen einer aktiven Zelltätigkeit. Bekannt war, dass Pilokarpin in allen Drüsen eine gesteigerte sekretorische Tätigkeit hervorruft. Seidel injizierte zur Prüfung der Sekretion bei Katzen intraperitoneal Pilokarpin und fand bei der mikroskopischen Untersuchung der Ziliarepithelien stets eine vermehrte sekretorische Zellaktivität. Am auffallendsten war die ganz beträchtliche Vermehrung der intrazellulären Vakuolen, sodass viele Zellen aufgebläht erschienen.[5] Hingegen zeigten sich an der Vorderfläche der Iris nach Pilokarpininjektion *„nicht die geringsten Veränderungen"*.[6] Mit diesen Versuchen hatte Seidel gezeigt, dass die Ziliarepithelien als ein sezernierendes Drüsenepithel anzusehen seien (◘ Abb. 3.1).

---

1   Anlässlich der 114. Tagung der Deutschen Ophthalmologischen Gesellschaft in Berlin (29.09.–02.10.2016) wurde von D. Schmidt ein Poster am 01.10.2016 veröffentlicht mit dem Titel *„Erich Seidel (1882–1926), Pionier der Glaukomforschung in Heidelberg und Jena"*. Dabei wurde auf die bedeutenden Publikationen Seidels hingewiesen, insbesondere auf innovative Untersuchungen zur Physiologie der Flüssigkeitsbewegung im Auge.

2   SEIDEL (1920), S. 394.

3   F.P. FISCHER (Leipzig) (61) (S. 552) berichtete, dass sich nach intravenöser Injektion bestimmter Farbstoffe wie Methylenblau oder Toluidinblau das Ziliarepithel, nicht aber Irisstroma und Irisgefäße anfärbten.

4   SEIDEL (1920), S. 195, 196.

5   SEIDEL (1920), S. 201.

6   SEIDEL (1920), S. 202.

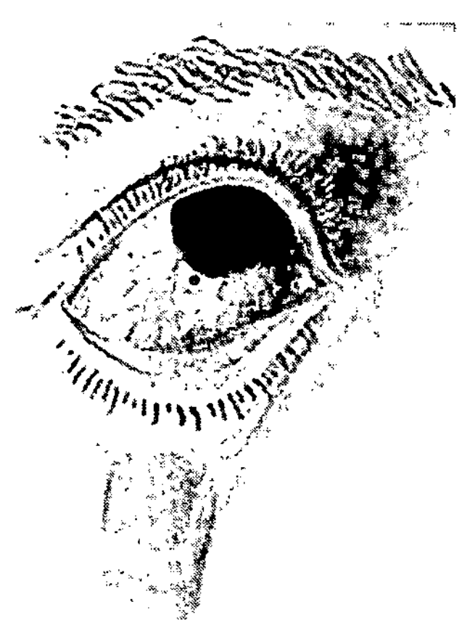

◘ Abb. 3.1 Seidel-Fistel nach Elliot'scher Trepanation. eines Glaukompatienten. (Aus: Graefes Arch Ophthalmol 1920; Bd. 102, S. 372)

■ **Die „Seidel'sche-Fistelprobe"**

Seidel erläuterte seine Beobachtung (◘ Abb. 3.1) wie folgt[7]: „Tropft man jedoch einen Tropfen Fluoreszein 2 % auf den Limbus in der Gegend der Trepanationsöffnung, so sieht man sofort eine weißlich-gelbliche Flüssigkeitsstraße auftreten, die sich nach der unteren Übergangsfalte fortbewegt. Durch sekretionsfördernde Gifte (Eserin) verdoppelte sich die abfließende Flüssigkeit, durch sekretionshemmendes Gift (Atropin) verringerte sich die austretende Kammerwassermenge um 1/3". Damit hatte Seidel den Nachweis der sekretorischen Ziliarkörperaktivität unter Eserineinfluss erbracht.

Auch in der VI. Mitteilung (1921, S. 158) berichtete Seidel über die Fistelprobe (214).

3.1.2 Fistel nach Elliot'scher Trepanation unter Einfluss von Pharmaka

Bei den Tierversuchen mit intravenöser Injektion von Pilokarpin und Eserin stellte Seidel (210)[8] (III. Mitteilung) einen erhöhten Eiweißgehalt des Kammerwassers fest. Er zeigte zusätzlich, dass die vermehrte Eiweißausscheidung nach diesen sekretionsfördernden Pharmaka durch eine allgemeine und lokale Atropinisierung infolge der sekretionshemmenden Atropinwirkung verhindert wurde.

Seidel führte einen Versuch am rechten Auge eines 44-jährigen Patienten mit einem Glaucoma simplex nach einer Elliot'schen Trepanationsoperation durch. Nachdem er 1 %iges Eserin getropft hatte, beobachtete er bereits 15–30 Minuten nach dem Tropfen einer 2 %igen Fluoresceinlösung in die Bindehaut, dass der gelbgrüne aus der Trepanationsöffnung fließende, nun breitere Flüssigkeitsstrom, schneller abwärts floss als zuvor.[9]

---

7 „Über die physiologischen Sekretionsvorgänge im Auge" (213) (1920, S. 67).
8 SEIDEL (1920), S. 371.
9 SEIDEL (1920), S. 374.

Bei wiederholten Versuchen stellte Seidel fest, dass bei einem Augendruck von 15 mm Hg ungefähr 2 mg Flüssigkeit in der Minute abfloss, nach Eseringabe verdoppelte sich die Flüssigkeitsmenge, nach Atropin war sie um etwa 1/3 verringert.

3.1.3   Einfluss des intraokularen Drucks auf einen Irisdefekt

In seiner IV. Mitteilung (211) befasste sich Seidel mit Beobachtungen über die Druckverhältnisse in der vorderen und hinteren Augenkammer aufgrund einer 1908 von Ulbrich mitgeteilten Beobachtung eines angeborenen, überhäuteten Irisdefektes eines Patienten. In Abhängigkeit von der intraokularen Drucksituation wölbte sich das Häutchen vor oder stülpte sich ein.

3.1.4   Die nervale Versorgung des Ziliarepithels

- **Der Einfluss der Umfeldbeleuchtung auf den Augendruck**

In der darauf folgenden Publikation wies Seidel[10] (212) (V. Mitteilung) – mithilfe neuerer Imprägnationsmethoden mit Silber- und Goldsalzen – histologisch nach, dass in den Ziliarfortsätzen ein *„reichlich vorhandenes Nervengeflecht und feinste sehr zahlreiche Nervenendigungen zwischen den Zellen des Ziliarepithels"* vorhanden waren. Diese ausgeprägte nervale Versorgung deutete er als ein Zeichen der aktiven Tätigkeit der Ziliarepithelien.

Mit der Veröffentlichung *„Über die Ursache der intraokularen Druckschwankungen am glaukomatösen Auge"* teilte Seidel seine Beobachtungen an mehreren Personen über die Abnahme des erhöhten Augendrucks beim Aufenthalt in hellen Räumen und über die Augendrucksteigerung in dunkler Umgebung mit. Er erklärte dieses unterschiedliche Druckverhalten mit den dabei auftretenden Pupillenveränderungen. Seidel folgerte, dass bei verengter Pupille in einer hellen Umgebung sich der Kammerwasserabfluss aus der Vorderkammer erleichtert, sich hingegen bei erweiterter Pupille im Dunkelraum erschwert.[11]

3.1.5   Zur Drucksenkung nach Elliot'scher Trepanation

In der darauf folgenden Veröffentlichung befasste sich Seidel[12] (214) (VI. Mitteilung) mit den Skleralnarben nach erfolgreicher Elliot'scher Trepanation. Er führte über 40 Versuche mit Fluorescein bei Patienten nach einer fistulierenden Operation durch. Bei der Operation betrug die Trepangröße 1,5 mm.

Seidel wies darauf hin, dass die Skleranarbe für Kammerwasser durchgängig, also porös ist. Durch einen oder mehrere *„mikroskopische Kanäle"* bestehe eine Verbindung

---

10 SEIDEL (1920), S. 380.

11 SEIDEL (1920), S. 419.

12 SEIDEL (1921), S. 159.

zwischen Vorderkammer und subkonjunktivalem Gewebe. Seidel meinte, es bestehe eine Vorderkammerfistel als Beweis für die Filtrationsfähigkeit der Elliot'schen Skleranarbe.

Seidel folgerte aus der Beobachtung einer Drucksenkung durch die Elliot'sche Trepanation, dass beim chronischen Glaukom ein ungenügender Abfluss des Kammerwassers bestehen müsse.

3.1.6 Unterschied der Eiweißausscheidung zwischen Mensch und Tier

Seidel (215)[13] (VII. Mitteilung) beobachtete bei seinen Experimenten, dass nach operativer Entleerung der Vorderkammer beim Menschen das neugebildete Kammerwasser einen gegenüber der Norm kaum gesteigerten Eiweißgehalt aufweist, im Unterschied zu den Eingriffen bei Versuchstieren, die einen erhöhten Eiweißgehalt von 1–2 % im Kammerwasser zeigten. Seidel schloss daraus, dass der menschliche Ziliarfilter engporiger sei als bei Versuchstieren. Somit müsse auch bei gleichem Filtrationsdruck die Filtrationsgeschwindigkeit beim Menschen geringer sein. Der Ersatz des entleerten Kammerwassers müsse beim Menschen längere Zeit beanspruchen als beim Tier.

3.1.7 Nachweis eines elektrischen Stromes des Ziliarepithels

Zusätzlich befasste sich Seidel (216)[14] (VIII. Mitteilung) mit den *„physiko-chemischen Vorgängen"* im Ziliarepithel. Bei seinen Experimenten an Katzen und Kaninchen stellte er fest, dass das Ziliarepithel sowie das Epithel der Irishinterfläche „Sitz eines elektrischen Stromes" war, der von der freien, sich negativ elektrisch verhaltenden Zelloberfläche zur positiv elektrischen Zellbasis (also skleralwärts) verlief. Durch ein sekretionshemmendes Pharmakon wie Atropin wurden die sog. Sekretionsströme geschwächt. Mit dem Nachweis eines „elektrischen Ziliarepithelstromes" meinte Seidel einen weiteren Beweis für die sekretorische Tätigkeit der Ziliarepithelien erbracht zu haben.[15]

---

13 SEIDEL (1921), S. 168.

14 SEIDEL (1921), S. 284.

15 Jonas FRIEDENWALD & STIEHLER (Baltimore) (1938) (68) fanden, dass das Epithel des Ziliarkörpers Indophenoloxidase enthält, im Unterschied zum Ziliarkörperstroma, wo dieses Enzym fehlt. Wegen der ungleichen Verteilung der Indophenol-oxidase besteht ein elektrischer Spannungsunterschied zwischen Epithel und Stroma von 0,230 Volt. Die Spannung des Epithels beträgt + 0,100 Volt; die Spannung des Stromas beträgt – 0,130 Volt. Cole (London) (42) stellte eine elektrische Potenzialdifferenz von 3.80 ± 0.26 mV des Ziliarkörpers von Ochsenaugen fest; die epitheliale Seite war positiv gegenüber dem Stroma geladen. Der Nachweis eines aktiven Natriumtransportes zwischen stromaler und epithelialer Seite des isolierten Ziliarkörpers wird als wichtigster Teil der normalen Kammerwasserbildung angesehen.
Mit dem Nachweis einer elektrischen Spannung hatten Friedenwald & Stiehler sowie Cole erneut gezeigt, was Seidel gefunden hatte, nämlich dass das Ziliarepithel „Sitz eines elektrischen Stromes" ist.

3.1.8   Kammerwasserabfluss: Das physiologische Druckgefälle

Mit Akribie befasste sich Seidel (217)[16] (IX. Mitteilung) auch mit dem Kammerwasserabfluss. Seine Versuche mit Injektionen sowohl von diffusablen als auch von nicht diffusablen Farbstoffen in die Vorderkammer des lebenden Kaninchens ergaben, dass Flüssigkeit bei normalem Augendruck aus der Vorderkammer durch den Schlemm'schen Venenplexus zu den episkleralen Gefäßen abfloss.

Seidel betonte, dass der Druck in den venösen Gefäßen geringer sein müsse als der normale Augendruck. Er zeigte, dass ein *„physiologisches Druckgefälle"* zu den venösen Gefäßen des Schlemm'schen Kanals besteht.

Mit zahlreichen Experimenten über das Druckgefälle im Auge widerlegte er die Behauptungen von O. Weiss, der glaubte, dass der Druck im Schlemm'schen Kanal und in den Irisvenen höher sei als der intraokulare Druck. Weiss folgerte aus diesem vermeintlichen Druckverhalten, dass beim erhöhten Druck im Schlemm'schen Kanal keine Flüssigkeitsströmung in der Vorderkammer vorhanden sein könne.

Seidels Untersuchungen mit mehreren Farbstoffen in molekular-disperser Lösung ergaben, dass sie nach Vorderkammerinjektion in den Schlemm'schen Kanal und von dort in die episkleralen Gefäße übertraten, dass aber kolloide Farbstoffe sich unterschiedlich verhielten, entsprechend der Korngröße der ultramikroskopischen Farbstoffpartikel.

Molekular-dispers gelöste Farbstoffe wie Indigo-Carmin, Pikrinsäure oder Fluorescein wurden beim lebenden Tier im Schlemm'schen Kanal sichtbar, hingegen wurden kolloide, grobkörnig gelöste Substanzen wie Isaminblau, Kongorot, Alkaliblau und Nachtblau in der Vorderkammer zurückgehalten.

Die Beobachtung, dass Tuschefarbstoffe durch den Schlemm'schen Venenplexus in die episkleralen Gefäße übertraten, während sie ins Innere der Irisvenen nicht eindrangen, ließ darauf schließen, dass der Ultrafilter der Wandung des Schlemm'schen Kanals weiterporig sein müsste als der Ultrafilter der Irisvenenwandung. Die erhobenen Befunde führten zu dem Schluss, dass der Schlemm'sche Kanal der Hauptabflussweg für das Kammerwaser ist. Seidel hob hervor, dass ein Abfluss des Kammerwassers nicht durch Lymphgefäße stattfindet, ebensowenig wie ein Abfluss des Kammerwassers durch die Hornhautrückfläche.[17]

3.1.9   Die Bedeutung drucksenkender Operationen

In den darauf folgenden Arbeiten wies Seidel (218, 219) (X. und XI. Mitteilung) auf die Bedeutung des Kammerwasserabflusses aus der vorderen Augenkammer des iridektomierten sowie des trepanierten Auges hin. Er meinte aufgrund der operativ entstandenen Drucksenkung, dass die glaukomatöse Drucksteigerung Folge eines ungenügenden Kammerwasserabflusses sein müsste.

---

16   SEIDEL (1921), S. 378.
17   SEIDEL (1921), S. 402.

3.1.10 Einfluss des Augendrucks auf den Kammerwasserabfluss

Seidel (220)[18] (XII. Mitteilung) wies manometrisch nach, dass ein physiologisches Druck-gefälle zwischen Vorderkammer und Schlemm'schem Kanal besteht. Bei Drucken von 25 mm Hg – und noch von 20 mm Hg – zeigte sich ein deutlicher Abfluss der in die Vorder-kammer einfließenden Farbstofflösungen durch die episkleralen Venen. Bei Verwendung von Indigo-Carminlösungen färbten sich die episkleralen Gefäße nach kurzer Zeit violett, um im Verlauf von ein bis zwei Minuten in eine ausgesprochene Blaufärbung überzugehen.

3.1.11 Bedeutung der Porengröße des Schlemm'schen Kanals

Seidel (221)[19] befasste sich sodann mit dem *„Mechanismus der Eiweißresorption aus der vorderen Augenkammer"* (XIII. Mitteilung). Dabei wies er auf die deutliche Vermehrung des Eiweißgehaltes bis auf etwa 2–3 % nach einer Vorderkammerpunktion bei Katzen und Kaninchen hin. Nachdem er abgewartet hatte, zeigte sich nach 12–24 Stunden wieder ein normales, fast eiweißfreies Kammerwasser in der Vorderkammer der Tiere.

Er folgerte daraus, dass der Abfluss des eiweißhaltigen Kammerwassers aus der Vor-derkammer vorwiegend durch die weiteren Poren der Schlemm'schen Kanalwand erfolgen würde, da die Eiweißteilchen des Blutserums nachweislich zu groß sind, um in die engen Poren der Irisvenen einzudringen. In der Vorderkammer des Auges besteht somit ein Flüs-sigkeitswechsel im Sinne von Theodor Leber. Als Hauptabflussweg ist der Schlemm'sche Kanal anzusehen.

In seiner Publikation „Zum Beweis der Filtrationstheorie" wies Seidel auf Versuche zur Bestimmung der Filterporengröße der Schlemm'schen Kanalwand hin (229).[20] Er führte an:

>> Ich fand, dass die Filterporengröße der Schlemm'schen Kanalwand derjenigen eines mit 3 % Kollodium hergestellten Kollodiumultrafilters entspricht. Alle kolloiden Farbstoffe, die aus ihren Lösungen durch ein 3 % Kollodiumultrafilter zurückgehalten werden, wurden im Auge durch die Schlemm'sche Kanalwand abfiltriert und vermochten bei normalem Augendruck oder einem diesen wenig übrsteigenden Injektionsdruck nicht in die episkleralen Gefäße überzutreten. Beschickt man ein solches 3 % Kollodiumultrafilter mit chinesischer Tusche, so fließt ein rabenschwarzes Filtrat ab, was ebenfalls durchaus den Verhältnissen am Auge entspricht, wo ja [...] bei Injektion von Tusche in die Vorderkammer des lebenden Kaninchens eine schwarze Injektion der episkleralen Gefäße erfolgt bei einem dem normalen Augendruck gleichenden Injektionsdruck. Beschickt man ein solches Kollodiumultrafilter mit Indigokarmin, Pikrinsäure, Lithiumkarmin, so fließt die aufgegossene Farbstofflösung in nahezu derselben Konzentration ab durch das Ultrafilter hindurch. <<

---

18 SEIDEL (1922), S. 102.
19 SEIDEL (1922), S. 107, 108.
20 SEIDEL (1923), S. 370, 371.

3.1.12 Methode der intraokularen Druckmessung

Seidel (222)[21] (XIV. Mitteilung) entwickelte eine neue manometrische Methode der intraokularen Druckmessung. Mit einer dünnen Hohlnadel am Limbus punktierte er die Vorderkammer. Die Nadel schloss er an ein Wassermanometer an. Der Druck im Manometer wurde mit wiederholten Tonometerwerten abgeglichen. Seidel stellte fest, dass mit dem Schiötz'schen Tonometer keine genauen Werte des intraokularen Drucks gemessen wurden, denn mehrere Faktoren bewirkten, dass die Tonometerwerte ungenau sind, beispielsweise die unterschiedlich starke Impressibilität der Hornhaut und die von mehreren Faktoren abhängige Elastizität der Bulbushüllen. Mit seiner intraokularen Druckmessung erreichte Seidel exaktere Augendruckwerte.

3.1.13 Medikamentöse Erzeugung eines Buphthalmus

Mit mehreren Versuchen injizierte Seidel (223)[22] (XV. Mitteilung) in die Vorderkammer von Kaninchen kolloide Farbstoffe (Isamin-Blau, Tusche), die zu einer Abflussbehinderung des Kammerwassers führten, sodass durch dauernd erhöhten Augendruck nach 12–14 Monaten das klinische Bild eines Buphthalmus mit einem vergrößerten Bulbus und einer deutlichen Vertiefung der Vorderkammer entstanden war. Wenn nach vollständiger Entleerung der Vorderkammer 1 %ige Indigo-Carmin-Lösung injiziert und ein Manometer angeschlossen wurde, so zeigte sich bei einem Druck im Manometer von 40–45 mm Hg keinerlei violette oder blaue Verfärbung der episkleralen Gefäße. So wurde nachgewiesen, dass der Abfluss von Kammerwasser durch den Kammerwinkel zu den episkleralen Venen in einem buphthalmischen Auge erheblich eingeschränkt war.

Seidel hob hervor, dass die anatomisch nachgewiesene fehlende Anlage des Schlemm'schen Kanals beim kindlichen buphthalmischen Auge die entscheidende Ursache des kindlichen Glaukoms darstellt.

3.1.14 Beobachtung über die sekretorische Aktivität des Ziliarkörpers

Seidel (224)[23] (XVI. Mitteilung) entdeckte die Wirkung von Miotika und Mydriatika auf den intraokularen Flüssigkeitswechsel. Er wies darauf hin, dass nach lokaler sowie nach intravenöser Injektion von Pilokarpin und Eserin der Ziliarkörper eine verstärkte sekretorische Tätigkeit aufwies, mikroskopisch erkennbar an zahlreichen Bläschen und kleinen Tröpfchen des Ziliarepithels infolge der vermehrten zellulären Aktivität. Durch die Wirkung der Miotika zeigte sich bei Kaninchen ein qualitativ verändertes Kammerwasser mit höherem Eiweißgehalt. Wenn zusätzlich Fluorescein injiziert wurde, so entstanden kleine Farbstoffwölkchen, die durch die Pupille in die Vorderkammer „überperlten". Außerdem führte Seidel an, dass die galvanometrisch nachgewiesene Verstärkung der elektrischen

---

21 SEIDEL (1922), S. 506.
22 SEIDEL (1922), S. 512.
23 SEIDEL (1922), S. 285.

Drüsenströme der Ziliarepithelien am pilocarpinbehandelten Tier einen Beweis für die vermehrte sekretorische Arbeit des Ziliarkörpers unter diesem Pharmakon darstellt. Alm und Mitarbeiter (4) wiesen auf den Durchblutungseinfluss von Pharmaka hin.[24]

Seidel (235) wies in seiner späteren Arbeit „*Über die Gewebsatmung im Auge und ihre klinische Bedeutung*" darauf hin, dass durch Adrenalin und ebenso durch Zyankali eine Oxydationshemmung in den Ziliarepithelien eingetreten war, sodass vorübergehend die sekretorische Funktion gelähmt war und eine länger dauernde Augendrucksenkung entstand. Somit hatte Seidel erneut auf die wichtige Funktion des Ziliarkörpers als Sekretionsorgan hingewiesen.

3.1.15 Intraokularer Druck von 15 mm Hg als Schwellenwert für den Kammerwasserabfluss

Seidel (225)[25] (XVII. Mitteilung) befasste sich mit der hydrostatischen Druckdifferenz zwischen Vorderkammer und Schlemm'schem Kanal bzw. den episkleralen Venen im normalen Auge. Er berichtete über folgende Versuche: Wenn in die vorher ganz oder teilweise entleerte Vorderkammer eines lebenden albinotischen Kaninchens eine wässrige 1 %ige Indigo-Carminlösung unter einem Druck von 20–25 mm Hg tropfenweise durch eine feine Injektionsnadel eingeführt wurde, so zeigte sich nach etwa einer Minute eine deutliche Blaufärbung der skleralen und episkleralen Venen. Jedoch blieb unter einem niedrigen Druck von etwa 10 mm Hg die Blaufärbung der skleralen und episkleralen Venen aus, obwohl die Vorderkammer mit der blauen Farbstofflösung angefüllt war.

Wenn, nach dem Eintritt der bei einem Injektionsdruck von 25 mm Hg erzielten Blaufärbung der skleralen und episkleralen Venen, der Druck im Bürettenmanometer[26] langsam auf 10 mm Hg herabgesetzt wurde, so verschwand innerhalb einer Minute die Blaufärbung der skleralen und episkleralen Venen allmählich. Die Blaufärbung erschien erst wieder, wenn der Manometerdruck bis auf 20–25 mm Hg erhöht wurde.

Aus diesen Versuchen folgerte Seidel, dass ein Flüssigkeitsabfluss erst bei einem Injektionsdruck von 15 mm Hg und höher nachweisbar war, nicht jedoch bei einem geringeren Druck. Der Druck von 15 mm Hg wurde als Schwellenwert angesehen.[27] Ein Abfluss

---

24 ALM, BILL & YOUNG (1973), S. 31, stellten mit Affenexperimenten fest, dass Pilokarpin und Neostigmin die Durchblutung durch Iris, Ziliarfortsätze und Ziliarmuskel um 100–200 % steigerten, während Atropin die Neostigminwirkung aufhob.

25 SEIDEL (1922), S. 420.

26 Eine Bürette (frz. Krug, Kännchen) ist eine graduierte, an einem Gestell befestigte kleine Röhre, die am unteren Ende durch einen Hahn verschließbar ist. Die Flüssigkeitsmengen können damit abgemessen werden (Guttmann; 83).

27 Auffälligerweise beobachteten Weekers & Prijot (1950) (280) nach einer Vorderkammerfüllung mit einer Flüssigkeit bei einem Druck unter 15 mm Hg kein Abfließen mehr in die Kammerwasservenen. Die Autoren hatten die Seidel'sche Arbeit nicht zitiert, sind also unabhängig von Seidel auf denselben Wert von 15 mm Hg gekommen. Der Druck von 15 mm Hg ist als ein wichtiger Schwellenwert anzusehen. Die angeführten Seidel'schen Versuche wurden ausführlich von Ascher in seiner Monographie zitiert. ASCHER (1961, S. 11) (10) bemerkte dazu: „It is interesting that many years later when the role of the aqueous veins had become evident, Weekers and Prijot (1950) performed similar experiments with similar results".

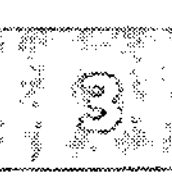

war nur durch eine hydrostatische Druckdifferenz zwischen Vorderkammer und skleralen und episkleralen Venen möglich.[28]

Diese Beobachtungen führten zu der Erkenntnis, dass das Abfließen des gefärbten Kammerwassers aus der Vorderkammer nur durch Blutgefäße und nicht durch Lymphgefäße erfolgte.[29]

Bei gestauten Kopfvenen erfolgte der Farbumschlag in den skleralen und episkleralen Venen nach einem erheblich längeren Zeitintervall. Durch die Kopfvenenstauung von Kaninchen entstand eine Druckerhöhung im skleralen und episkleralen Venennetz. Hierdurch wurde das physiologische Druckgefälle zwischen Vorderkammer und den episkleralen Venen geringer oder konnte bei stark erhöhtem Kopfvenendruck aufgehoben werden – oder sich sogar umkehren, sodass dabei Blut aus den Venen in die Vorderkammer floss. Seidel führte als Beispiel an, dass bei Menschen, die erhängt wurden, regelmäßig Blut im Schlemm'schen Kanal festgestellt wurde. Bei einer stärkeren Stauung der Halsgefäße zeigte sich keine Farbänderung der skleralen und episkleralen Venen. Nach Beseitigung der Stauung trat innerhalb einer halben Minute wieder die Blaufärbung der skleralen und episkleralen Venen ein.[30]

3.1.16 Venenwände als Ultrafilter

Seidel (226)[31] (XVIII. Mitteilung) beurteilte den Abflussmechanismus aus der Vorderkammer des lebenden Tieres bei physiologischem Augendruck. Unter physiologischen Druckverhältnissen fand infolge eines hydrostatischen Druckgefälles ein stetiger Flüssigkeitsabfluss aus der Vorderkammer des lebenden Tieres zu den Kammerwinkelvenen statt, wobei die Venenwände, durch welche die Flüssigkeit hindurchtrat, als Ultrafilter wirkten. Seidel berichtete über zahlreiche Farbstoffversuche an Kaninchen. Bei Tuscheversuchen beobachtete er, dass sich der schwarze Farbstoff in einzelnen großen episkleralen und skleralen Gefäßen zuerst in der Gefäßachse zeigte.[32] Hierzu bemerkte Karl Ascher (Cincinnati/ Ohio) (7, 8), dass Seidel bereits 1923 Veränderungen der episkleralen Gefäße beobachtet hatte, die analog waren zu den später festgestellten Befunden der Kammerwasservenen.[33]

---

28 SEIDEL (1922), S. 421.

29 Auch HIROISHI (1924), S. 221, (103) stellte in Tierversuchen fest, dass ein Druckgefälle zwischen der Vorderkammer einerseits und dem Schlemm'schen Kanal bzw. den episkleralen Venen und Vortexvenen besteht.

30 SEIDEL (1922), S. 423.

31 SEIDEL (1923), S. 194.

32 SEIDEL (1923, S. 175.

33 ASCHER (1942), S. 31; auf S. 1188, berichtet ASCHER: „Seidel's observation (Graefes Arch Ophthalmol 1923) that India ink [Tusche] when infused into the anterior chamber of experimental animals appears in some instances only as a central thread in the episcleral vessels which, peripherally, may retain their original red color, is an interesting analogy to the stratification [Schichtung] seen in human aqueous veins". In seiner Monographie (1961), S. 11 schrieb ASCHER zu Seidels Versuchen: „When India ink was used the dark color became visible first in the axial stream of the larger vessels while the red color was preserved in the periphery of the blood column. This is an interesting analogue to the stratification often occurring in aqueous veins".

Molekulardisperse Lösungen von Indigo-Carmin, Fluorescein und Pikrinsäure drangen leicht in die Wände der dünnen skleralen und episkleralen Venen ein, während dagegen kolloide Lösungen je nach der Größe ihrer ultramikroskopischen Teilchen entweder ganz oder teilweise von den Gefäßwänden zurückgehalten wurden.

Seidel wies auf die Gefäßwände hin, die den physikalischen Gesetzen der Filtration, Diffusion und der Osmose unterworfen sind. Die Verteilung von molekulardispersen und kolloiden Lösungen wird von physikalischen Gesetzen bestimmt.

Eine Unterbrechung des Druckgefälles aus der Vorderkammer zu den Venen wurde auf zwei Wegen erreicht:
1. durch Senken des Augendrucks (unter 15 mm Hg),
2. durch Erhöhung des Druckes in den Venen (Stauung).

In beiden Fällen blieb die den Kammerwasserabfluss anzeigende Gefäßverfärbung aus.

Außerdem zeigte Seidel, wie trotz eines unvermindert bestehenden physiologischen Druckgefälles ein Abfluss aus der Vorderkammer nach den Venen und episkleralen Venen ganz oder teilweise verhindert werden konnte:
1. durch mehr oder weniger vollständige Verstopfung der ultramikroskopischen Endothellücken der Venenwände durch kolloide Teilchen,
2. durch Blockierung des Zuganges zur Filterfläche durch mechanische Verlegung des Kammerwinkels.

3.1.17 Widerlegung des Vorhandenseins von Lymphgefäßen

Seidel (227)[34] (XIX. Mitteilung) widerlegte die Vorstellung anderer Autoren über angeblich vorhandene Lymphgefäße der Iris und des Kammerwinkels.

Durch Auftropfen von Wasserstoffsuperoxyd auf die Irisvorderfläche zeigte sich ein *„gaserfülltes Röhrensystem"*, das nicht aus Lymphgefäßen, sondern aus Blutgefäßen bestand. Es zeigte sich das *„mit Gas aufgeblähte längst bekannte kapillare Spaltensystem"*, das sich zwischen gefensterten Lamellen und der *„vorderen Fortsetzung des skleralen Gerüstwerkes"* befindet. Auch im Kammerwinkel wurden keine Lymphgefäße nachgewiesen.

3.1.18 Konstruktion einer Pelotte zur Druckmessung in den anterioren Ziliargefäßen

Seidel (228)[35] (XX. Mitteilung) entwickelte eine Pelotte zur Blutdruckmessung kleiner Gefäße.[36] Mit einem kleinen, zylindrischen Glasgefäß (12 mm Durchmesser, 6 mm Höhe) mit planer Oberfläche, dessen Grundfläche aus einer durchsichtigen, äußerst dünnen,

---

34 SEIDEL (1923), S. 215.
35 SEIDEL (1923), S. 252.
36 HENDERSON & STARLING (1904) (100) hatten festgestellt, das der intraokulare Druck eine Funktion des Blutdruckes der okulären Blutgefäße ist und korreliert mit dem der Augenblutgefäße. Der intraokulare Druck steigt und fällt mit dem allgemeinen arteriellen Blutdruck (S. 319).

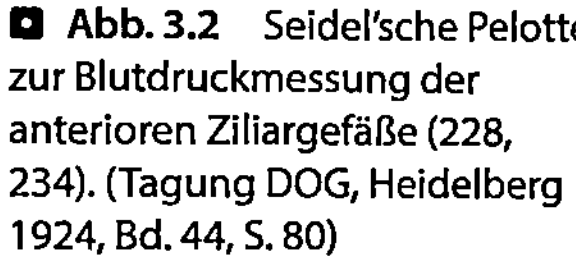

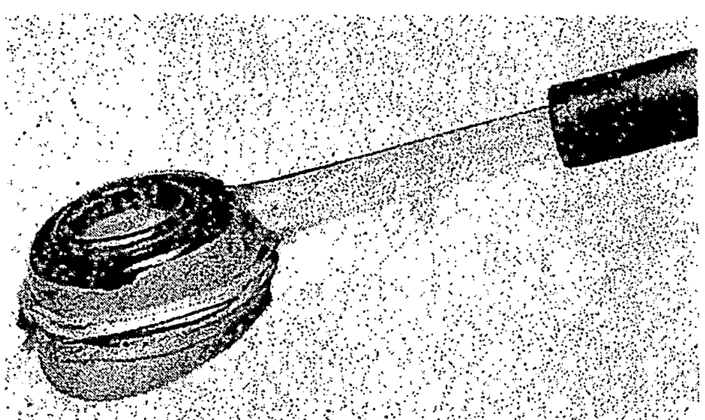

◘ Abb. 3.2   Seidel'sche Pelotte zur Blutdruckmessung der anterioren Ziliargefäße (228, 234). (Tagung DOG, Heidelberg 1924, Bd. 44, S. 80)

wasserdichten Membran bestand, gelang es, den Blutdruck zu messen (◘ Abb. 3.2). Das Glasgefäß kommunizierte mit einer Glaskapillare (lichte Weite 2 mm, Länge 3 ½ cm) mittels eines dünnen Gummischlauches von etwa 25 cm Länge mit einem Bürettenmanometer und einer Reserveflasche. Die Reserveflasche wurde mit erwärmter Ringerlösung gefüllt.

Anschließend setzte Seidel das Druckgefäß ohne Anwendung einer Anästhesie senkrecht auf die Sklera bzw. sklerale Bindehaut eines reizlosen Auges *„über einer gut sichtbaren episkleralen Vene oder Ziliarvene zart auf"*. Die untersuchte Vene wurde durch das Druckgefäß hindurch genau beobachtet. Bei langsamem, stetigem Ansteigen des Druckes im Bürettenmanometer durch Heben der Reserveflasche wurde beobachtet, dass die Blutsäule in der eingestellten Vene verschwand. Durch zahlreiche Messungen ergab sich, dass die Blutsäule in den episkleralen Venen und in den vorderen Ziliarvenen bei einem Druck von 7–11 mm Hg unterdrückt wurde. Versuche an normalen, völlig reizlosen, nicht anästhesierten menschlichen Augen zeigten, dass die entsprechenden Venen bei 10–14 mm Hg blutleer waren[37] (◘ Abb. 3.2).

■ Druckmessung der anterioren Ziliargefäße

Die kleine durchsichtige mit Flüssigkeit gefüllte Pelotte mit messbarem Binnendruck wurde auf das extraokulare Verzweigungsgebiet einer perforierenden vorderen Ziliararterie (Durchmesser von etwa 1/10 mm) auf der Sklera kurz vor ihrem Eintritt in das Bulbusinnere aufgesetzt.

3.1.19   Schätzungen der Druckwerte im Schlemm'schen Kanal und in den Gefäßen

Der von Seidel (230)[38] (XXI. Mitteilung) beim Menschen gemessene episklerale Venendruck betrug etwa 10–14 mm Hg, lag also um etwa 3 mm Hg höher als in den entsprechenden Gefäßen des Kaninchenauges. Den Gefäßdruck im Schlemm'schen Kanal schätzte

---

37   SEIDEL (1923), S. 253.

38   SEIDEL (1924), S. 231.

Seidel im Menschenauge auf etwa 15–20 mm Hg, in den Irisvenen beim Menschen auf etwa 25 mm Hg und in den Iriskapillaren auf bis zu 30 mm Hg.

3.1.20 Diastolischer Blutdruck von 30–45 mm Hg; systolischer Blutdruck von 55–75 mm Hg

Seidel (231)[39] (XXII. Mitteilung) führte Blutdruckmessungen in den vorderen Ziliararterien des menschlichen Auges durch. Das mit Ringerlösung gefüllte „Druckgefäß" mit der durchsichtigen Bodenmembran wurde sanft auf die Sklera, dicht über einem geschlängelt verlaufenden Arterienast aufgesetzt, unmittelbar bevor sich dieser in die Sklera einsenkte. Durch Anheben der gefüllten Reserveflasche stieg der Druck im Bürettenmanometer stetig an, bis die Ziliararterie gegen die Sklera komprimiert wurde. Wenn im Bürettenmanometer ein Druck von 30–45 mm Hg erreicht wurde, traten arterielle Pulsationen auf.

Der beim ersten temporären Leerdrücken der Arterie im Manometer abgelesene Druck gab die Höhe des diastolischen Blutdruckes an (30–45 mm Hg); der beim dauernden Leerdrücken der Arterien bzw. beim ersten Durchschlagen der Pulswelle durch die leergedrückte Arterie im Manometer abgelesene Druck ergab die Höhe des systolischen Blutdruckes der vorderen Ziliararterien (55–75 mm Hg).

3.1.21 Geschätzter Kapillardruck

Seidel (232)[40] (XXIII. Mitteilung) berichtete über das Strömungsgefälle im Ziliargefäßsystem des menschlichen Auges und über die Triebkräfte bei der Absonderung des Kammerwassers. Durch die angeführten durchschnittlichen Werte für den diastolischen Blutdruck in den Ziliararterien und für den systolischen sowie für den Venendruck (18 mm Hg) konnte Seidel den Verlauf des physiologischen intraokularen Stromgefälles im Ziliargefäßsystem angeben.

Dabei hob er hervor, dass der Hauptdruckverlust von den Arterien zu den Kapillaren und Venen in den präkapillären Arterien stattfindet.

Außerdem muss der Blutdruck im Kapillargebiet geringer sein als der diastolische Blutdruck in den Ziliararterien bei ihrem Eintritt in den Bulbus; anderenfalls würde keine kontinuierliche gleichmäßige Blutströmung durch die Kapillaren erfolgen. Seidel gab an, dass der Kapillardruck unter 35 mm Hg liegen müsse.

Seidel hob hervor, dass der Blutdruck im Kapillargebiet etwas höher liegen müsse als der physiologische Augendruck, da sonst der Augendruck die oberflächlich liegenden Kapillaren komprimieren würde, wodurch die Blutströmung unterbrochen wäre. Da der physiologische Augendruck etwa 20–25 mm Hg beträgt, müsste der Kapillardruck geringgradig höher liegen, also etwas über 25 mm Hg.

---

39   SEIDEL (1924), S. 158.

40   SEIDEL (1924), S. 164.

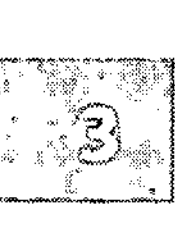

3.1.22 Hydrostatische und osmotische Kräfte zur Förderung des Flüssigkeitstransportes

Seidel (233)[41] (XXIV. Mitteilung) berichtete über das Zusammenwirken hydrostatischer und osmotischer Triebkräfte beim physiologischen Flüssigkeitswechsel im Auge. Er hob die wichtige Rolle des osmotischen Druckes der Blutkolloide zusammen mit dem Augeninnendruck als Triebkräfte für den Flüssigkeitswechsel im Auge hervor. Hydrostatische und osmotische Kräfte wirken fördernd auf den Flüssigkeitstransport und tragen dazu bei, die abflusshemmende Wirkung wie den Blutdruck zu überwinden.

Eine zusammenfassende Darstellung seiner Untersuchungen veröffentlichte Seidel in dem Werk *„Methoden zur Bestimmung des intraokularen Druckes. Methoden zur Untersuchung des intraokularen Flüssigkeitswechsels."* (245)

Im Anschluss an diese 24 Mitteilungen befasste sich Seidel weiterhin mit der Physiologie des vorderen Augenabschnittes.

3.1.23 Über die klinische Bedeutung der Gewebsatmung im Auge: Die Reduktion der Oxydationsvorgänge in den Ziliarepithelien

Seidel untersuchte experimentell an Kaninchenaugen die Auswirkungen von Pharmaka auf den Augendruck nachdem er Zyankalilösung (Konzentration von 1:6000) in den Glaskörper injiziert hatte. Er wies nach, dass durch Zyankali, bei intraokularer Anwendug, eine reversible Hypotonie des Auges hervorgerufen wurde, die über Tage und Wochen anhielt, ohne intraokulare Entzündungen hervorzurufen. Bei Anwendung stärkerer Konzentrationen der Zyankalilösungen bildeten sich nekrobiotische Prozesse der Retina aus, die zu dauernder Netzhautablösung führten. Eine Hypotonie beobachtete Seidel auch nach Injektion von Kokain oder Adrenalin.

Seidel erklärte die Augendrucksenkung nach der Injektion der genannten Pharmaka dadurch, dass eine Hemmung der Kammerwasserbildung in den Ziliarepithelien eingetreten war. Die Kammerwasserbildung stellt einen aktiven Zellvorgang mit einer Bindung an Oxydationsprozesse dar. Zyanverbindungen in geringen Konzentrationen bewirkten eine vorübergehende Lähmung der inneren Gewebsatmung mit einer Hemmung der Oxydationsvorgänge der Ziliarepithelien und mit einer Reduktion der sekretorischen Tätigkeit. Auch Kokain und Adrenalin riefen Veränderungen der Oxydationsvorgänge hervor. Adrenalin bewirkte zusätzlich durch Engstellung der Gefäße eine Durchblutungsreduktion, welche zu einer schlechteren Sauerstoffversorgung in den Ziliarepithelien führte.[42]

---

41   SEIDEL (1924), S. 392.
42   SEIDEL (1925), S. 16, 20.

3.1.24 Seidels weitere Arbeiten zum okularen Blutdruck und zum Glaukom

Seidel publizierte in den Jahren 1925 (236) Arbeiten zum Thema *„Prinzipielles zur Blutdruckmessung in den intraokularen Arterien".* Dabei wies er auf die Fehlermöglichkeit der unterschiedlichen Messmethoden hin, beispielsweise auch auf diejenige der Ophthalmodynamometrie nach Bailliart.[43] Seidel bevorzugte die Blutdruckmessung mit der Pelottenmethode, die *„zuverlässig die Höhe des physiologischen Blutdruckes in Arterien vor dem Eintritt in den Bulbus wiedergibt".*[44]

In den Jahren 1927 und 1928 (237, 238) veröffentlichte Seidel die Arbeiten *„Zur Methode der klinischen Glaukomforschung".* Seidel betonte, dass nur bei einer kleinen Gruppe von Patienten mit einem primären chronischen Glaukom der Augendruck durch die Beleuchtungsverhältnisse beeinflusst werden konnte. Bei einstündigem Aufenthalt einzelner Patienten in einem verdunkelten Raum stellte Seidel *„beträchtiche Augendrucksteigerungen"* bis auf 60–80 mm Hg tonometrisch fest. Bei anschließendem Verweilen in einem hellen Raum trat nach ca. ½ Stunde ein Druckabfall bis zur Norm ein.[45] Es wurden 250 Versuche an 13 Augen durchgeführt. Dabei zeigte sich als entscheidende Ursache des Druckanstiegs bzw. – abfalls die Weite der Pupille; Augen mit einer flachen *(„seichten")* Vorderkammer waren besonders stark für Drucksteigerungen disponiert.[46] Bei einer in der Dämmerung auftretenden Pupillenerweiterung mit einem Druckanstieg trat eine Vermehrung des Kammerwasservolumens ein, bei einer belichtungsbedingten Miosis hingegen eine Verringerung des Kammerwasservolumens.[47] Unter einer Adrenalinanwendung zeigte sich wegen einer *„Lähmung bzw. Hemmung"* des Absonderungsvorganges des Kammerwassers kein Druckanstieg trotz Pupillenerweiterung.[48] In seiner 1928 (238) publizierten Arbeit zu demselben Thema führte Seidel an, dass nach Glaukomoperationen (Iridektomie, Elliot'sche Trepanation) die *„Beschattungsreaktion des Augendruckes"* beseitigt wurde. Die Abflussverhältnisse des Kammerwassers wurden durch die Operationen verbessert.[49]

In Seidels Veröffentlichung *„Neuere Anschauungen über den intraokularen Flüssigkeitswechsel und die Entstehung des Augendruckes"* (240)[50] nahm er Stellung zur neu aufgestellten *„Dialysetheorie"* von Duke-Elder (London) (48), die der Leber'schen Filtrationstheorie widerspricht. Duke-Elder wies darauf hin, dass die *„physiko-chemische Untersuchung"* des Kammerwassers zum Verständnis der Druckverhältnisse entscheidend sei. Duke-Elder hatte festgestellt, dass im Kammerwasser mehr negativ geladene Salzionen (z. B. Chlor)

---

43 SEIDEL (1925), S. 239.
44 SEIDEL (1925), S. 245.
45 SEIDEL (1927), S. 43.
46 SEIDEL (1927), S. 45, 46.
47 SEIDEL (1927), S. 47.
48 SEIDEL (1927), S. 49.
49 SEIDEL (1928), S. 20.
50 SEIDEL (1928), S. 721, 722.

vorhanden sind als im Blut.[51] Duke-Elder meinte, dass die intraokularen Flüssigkeiten ein Dialysat des kapillären Plasmas darstellten, da diese alle definitiven physiko-chemischen Eigenschaften in ihrem normalen und anormalen Zustand aufweisen. Es bestehe ein chemisches, hydrostatisches, osmotisches und elektrostatisches Gleichgewicht mit dem kapillären Blut.[52] Seidel[53] lehnte die Duke-Elder'sche Theoroe ab, da die Unterschiede der Chlorionenkonzentration im Blut und im Kammerwasser zu gering seien, um daraus neue Vostellungen zur Kammerwasserphysiologie zu entwickeln.[54] Duke-Elder (49)[55] änderte später seine Anschauung, indem er meinte, dass das Kammerwasser nicht ein einfaches Dialysat darstelle wie er ursprünglich hypothesierte. Andererseits gäbe es keinen positiven Hinweis für die Sekretionstheorie des Ziliarepithels. Duke-Elder & Davson (50)[56] stellten bei der Katze und beim Kaninchen fest, dass die Glukosekonzentrationen im Kammerwasser und im Glaskörper niedriger als im Plasma waren. Ein einfaches Diffusionsgleichgewicht mit dem Plasma könne deshalb nicht bestehen. Die Autoren meinten, dass eine beträchtliche Menge der Diffusion in die Vorderkammer nicht nur im Ziliarkörper, sondern auch in der Iris stattfände. Robertson (175)[57] (London) argumentierte, dass das Kammerwasser durch Sekretion entstehe. Er lehnte eine Entstehung durch Dialyse ab. Seine Untersuchungen ergaben, dass kein chemisches Gleichgewicht zwischen Blut und Kammerwasser besteht. Leicht diffusionsfähige Bestandteile wie Harnstoff, Zucker oder Harnsäure waren nicht in gleichen Konzentrationen des Blutes im Vergleich zum Kammerwasser nachweisbar. Auch ein physikalisches Gleichgewicht zwischen Blut und Kammerwasser war nicht festzustellen.

3.1.25 Der Blutdruck in den Gefäßen der Aderhaut beim Menschen

Seidel berichtete über einen 16jährigen Patienten, bei dem er im rechten Auge zehn, im linken Auge neun Vortexvenen zählte. Bei der Beobachtung der größeren Vortexvenen bei Ausübung eines leichten Druckes auf den Bulbus stellte Seidel ein deutliches Schmälerwerden fest mit einer Abblassung des Sinus vom Rande her. Bei der Beobachtung der kleinen Vortexvenen sah er bei einer minimalen Druckausübung, dass die kleine Vortexvene bis zur Blutleere kollabierte, also genau dasselbe Verhalten zeigte wie die retinale Zentralvene.[58]

---

51 LEHMANN & MEESMANN (153) hatten bereits 1924 (S. 212) festgestellt, dass Kammerwasser an negativen Salzionen, z. B. an Cl-Ionen, reicher ist als Blut.

52 DUKE-ELDER (1927), S. 109.

53 SEIDEL (1928), S. 723.

54 KINSEY (1949), S. 338, (129) fand, dass die Kammerwasser/Plasma-Chlorid-Ratio beim Menschen nicht entscheidend erhöht war.

55 DUKE-ELDER (1937), S. 584.

56 DUKE-ELDER, DAVSON (1949), S. 36, 37.

57 ROBERTSON (1937), S. 446.

58 SEIDEL (1936), S. 258.

Der Blutdruck in den Vortexvenen

Seidel[59] (244) berichtete außerdem über die Bestimmung der Blutdruckhöhe in den Vortexvenen. Seidel führte die Arbeiten von Suganuma an (262), der Werte für den Netzhautarteriendruck (diastolisch 40, systolisch 60 mm Hg) gemessen hatte. Die Blutdruckwerte stimmten mit den von Bailliart gemessenen und seinen Blutdruckwerten überein. Die mit der Pelottenmethode an den vorderen Ziliararterien (diastolisch 35–45 mm Hg, systolisch 55–75 mm Hg) gemessenen Werte entsprachen den Werten der Netzhautarteriendrucke. Suganuma berichtete über denselben Kapillardruck in der Netzhaut (30 mm Hg). Außerdem fand Kukán (Pecs, Ungarn) (140) in den Netzhautarterien den diastolischen Druck bei 42,3 mm Hg (im Mittel), den systolischen bei 65–75 mm Hg und den Kapillardruck bei 28–36 mm Hg.

Eine Blutdruckmessung der Vortexvenen ist deshalb schwierig, da sie von der Netzhaut und der Aderhaut überdeckt werden, im Unterschied zu den Zentralvenenästen, die auf der Papille viel oberflächlicher liegen. Seidel untersuchte albinotische Menschenaugen. Bei einem leichten Druck auf den Bulbus kollabierte die Netzhautvene auf der Papille. Gleichzeitig wurde der Sinus der Vortexvenen an ihrem skleralwärts gelegenen Ende deutlich schmaler und etwas blasser. Nach Beseitigung des äußeren Bulbusdruckes trat ruckartig der normale Füllungszustand des Vortexvenensinus wieder auf.[60]

Außerdem beobachtete Seidel an demselben Auge eine kleinere Vortexvene am Äquator des Auges, die in ihrem Kaliber sich einer Netzhautvene annäherte. Er bemerkte bei der Druckausübung auf den Bulbus, dass die kleine Vortexvene genau wie die Retinavene bis zur Blutleere kollabierte, um sich bei Wegnahme des minimalen Druckes erneut zu füllen, also genau dasselbe Verhalten zeigte wie die Retinalvene. Damit wurde bestätigt, dass der Blutdruck an dieser intraokularen Austrittsstelle der Vortexvene und in der Retinavene sich gleichen und wenig über dem normalen Augendruck liegen müssten.

Bei der Annahme eines Augendruckes zwischen 20–25 mm Hg vermutete Seidel, dass der intraokulare Druck an den intraokularen Ausstrittsstellen der Vortexvenen nur wenige Millimeter Hg über dieser Druckhöhe liegen würde. Die Blutdruckhöhe an der intraokularen Austrittsstelle der Netzhautvenen und der Aderhautvenen nahm Seidel als gleich hoch an.[61]

Da zwischen Venen und Kapillaren nur ein sehr geringer Druckunterschied anzunehmen ist, weil ja zwischen Kapillaren und Venen kein nennenswerter Widerstand im Gefäßrohr überwunden werden muss, so schätzte Seidel aufgrund seiner Versuche, dass der Blutdruck in den Kapillaren der Aderhaut etwa 30 mm Hg betragen würde.[62]

Außerdem wies Seidel[63] darauf hin, dass zwischen Venen und Kapillaren nur ein sehr geringer Druckunterschied bestehen würde.

---

59 SEIDEL (1937), S. 303.
60 SEIDEL (1937), S. 307.
61 SEIDEL (1937), S. 308.
62 SEIDEL (1937), S. 309.
63 SEIDEL (1937), S. 310.

Zusammenfassende Darstellungen seiner Befunde veröffentlichte Seidel in seinen Werken *„Methoden zur Bestimmung des intraokularen Druckes"* (239) und *„Methoden zur Untersuchung des intraokularen Flüssigkeitswechsels"* (245).

3.2   Echo auf Seidels Ergebnisse

3.2.1   Seidels Mitteilungen über die Kammmerwasserbildung

Baurmann (17)[64] bezweifelte, dass es sich bei der Kammerwasserentstehung um eine Sekretion handelt wie von Seidel in mehreren Arbeiten (II. Mitteilung; VII. Mitteilung; XVI. Mitteilung) dargestellt wurde. Baurmann meinte: *„Ich behaupte nicht, dass eine Beteiligung eines Sekretionsvorganges an der Kammerwasserproduktion unmöglich sei, aber ich sehe einstweilen keinen Grund, einen solchen anzunehmen".* Zum Kammerwasserabfluss meinte Baurmann: *„Nach den Seidel'schen Venendruckmessungen an den episkleralen Venen bin ich wohl geneigt, mit Seidel einen Druck von ca. 15 mm Hg im Schlemm'schen Kanal anzunehmen ...".*

Johannes Rohen (177)[65] (Mainz) erwähnte Hinweise aus der Literatur, die für Sekretionsvorgänge des Ziliarkörpers sprachen. Die beobachteten Veränderungen wie häufige bläschenförmige Vakuolen, flüssigkeitsreiche Vortreibungen der Zelloberfläche und stäbchenförmige, intraplasmatische Streifen (Mitochondrien) sprachen für Sekretionsvorgänge, welche *„[...] ja früher vor allem von Seidel behauptet worden [sind], neuerdings von Barany, Kinsey, Davson u. a.".*

Rohen lehnte aber eine *„drüsenartige Absonderung"* ab.

3.2.2   Kritische Stellungnahme zur Frage der Drüsenfunktion des Ziliarepithels

Duke-Elder (48)[66] beurteilte den von Seidel erhobenen Befund der vermehrten Anordnung von Mitochondrien im Ziliarepithel. Duke-Elder meinte, dass Mitochondrien keinen Beweis für eine Drüsenfunktion darstellen, da sie auch in anderen Geweben gehäuft vorkommen. Außerdem meinte Duke-Elder, dass der Nachweis eines elektrischen Stromes kein Indiz für eine sekretorische Aktivität sei.

Duke-Elder[67] vertrat die Theorie, dass die intraokularen Flüssigkeiten ein Dialysat des kapillaren Plasmas seien. Er nahm an, dass die Kapillarwände und nicht das Ziliarepithel die entscheidenden Membranen zur Dialyse seien, da die intraokularen Flüssigkeiten sich im Gleichgewicht mit dem kapillaren Blut befänden. Die Eigenschaften des Kammerwassers variierten direkt mit dem Zustand der Permeabilität. Auf jeder Seite der Kapillarwände befände sich ein Gleichgewicht des hydrostatischen und osmotischen Druckes.

---

64 BAURMANN (1926), S. 113.

65 ROHEN (1957), S. 106.

66 DUKE-ELDER (1927), S. 100.

67 DUKE-ELDER (1927), S. 109.

In dem umfangreichen Werk „*System of Ophthalmology*" (Band IV; 1968) führten Duke-Elder & Gloster (London)(51) Seidels Theorie (1920) der Kammerwassersekretion an. Es wurde erwähnt, dass Leber (149)[68] im Unterschied zu Seidels Argumenten die Theorie der Transsudation des Kammerwassers entwickelt hatte. Duke-Elder & Gloster (51)[69] zitierten Seidels Beobachtung der Tröpfchen- und Bläschenbildung und der reichlichen intrazellulären Vakuolenbildung als Hinweis auf eine Sekretion. Außerdem wurde über Seidels Experimente (1922, XVII. Mitteilung) berichtet, der nach einer Injektion einer Indigo-Carminlösung in die Kaninchenvorderkammer diesen Farbstoff in den episkleralen Gefäßen – in Abhängigkeit von den Druckverhältnissen in der Vorderkammer – festgestellt hatte.

3.2.3 Seidels Beobachung an episkleralen Venen

Thomassen (266)[70] (Oslo) untersuchte den Druck in den episkleralen Venen mit der Pelottenmessung bei Patienten mit einem Simplexglaukom. Die von Seidel konstruierte Pelotte hatte Thomassen geringfügig modifiziert. Die Messungen ergaben, dass die Druckänderungen der Venen im Wesentlichen zum Augendruck proportional waren. Der Venendruck war höher als der Augendruck bei raschem Anstieg des Augendrucks, er war niedriger bei raschem Abfall des Augendrucks.

Brubaker (35)[71] (Rochester) hob in seiner „*Friedenwald lecture*" 1991 die Bedeutung der Seidel'schen Experimente hervor, durch die erstmals experimentell eine kontinuierliche Kammerwasserbildung und – entleerung nachgewiesen wurde.

3.2.4 Übereinstimmende Befunde bezüglich der Blutdruckwerte

Max Baurmann (16)[72] betonte: „*Ich darf die gute Übereinstimmung hervorheben, die besteht zwischen dem von Seidel gefundenen Wert für den kolloidosmotischen Druck des Blutes und meinen Ergebnissen […]*".

In seiner Arbeit über „*Vergleichende Blutdruckmessungen an den Gefäßen des Auges*" führte Baurmann (18)[73] zehn Mitteilungen der internationalen Literatur an und stellte

---

68 LEBER (1903), S. 118, 119.

69 DUKE-ELDER, GLOSTER (1968), S. 121, 122.

70 THOMASSEN (1947), S. 226, 238.

71 BRUBAKER (1991) hob hervor: „Early in this century, the aqueous humor was regarded as a stagnant fluid but several important observations laid this misconception to rest. The first was the experiment done by Seidel and published in 1921 in which he infused indigo carmine from a reservoir through a cannula into the anterior chamber of the rabbit eye. When the reservoir was lowered, aqueous humor entered the cannula and displaced the dye. When the reservoir was raised to create a pressure over 15 mm Hg, the dye entered the anterior chamber and appeared in the episcleral veins. Seidel concluded correctly that aqueous humor was formed continuously and drained" (S. 3145).

72 BAURMANN (1924), S. 302.

73 BAURMANN (1927), S. 122.

fest, dass mit manometrischen Messungen, auch mit der Ophthalmodynamometrie nach Bailliart, erhebliche Unterschiede ermittelt wurden.

Baurmann führte Parallelmessungen des Blutdrucks an Augengefäßen zum einen mit der Seidel'schen Pelottenmethode und zum anderen mithilfe der direkten ophthalmoskopischen Beobachtung und dann mithilfe der Beobachtung der entoptisch sichtbaren Blutbewegung durch. Baurmann fand: *„Die mit der Dynamometriekompression des Bulbus für den diastolischen Blutdruck gefundenen Werte liegen durchweg nahe bei den mit der Seidel'schen Methode gefundenen Werten"*.[74] Zu den Angaben über den Kapillardruck war *„eine bestimmte Aussage einstweilen nicht möglich"*.[75]

Samojloff (Moskau) (185) untersuchte den Blutdruck mit der Seidel'schen Pelotte. Er betonte die *„schonende Anwendungsweise"* und das klare physikalische Prinzip dieser Messmethode. Samojloff (185)[76] stellte bei mehreren Personen fest, dass der diastolische Blutdruck in der vorderen Ziliararterie zwischen 34 und 46 mm Hg und der systolische Druck zwischen 50 und 65 mm Hg lag. Seine Messungen entsprachen also durchaus den von Seidel angegebenen Werten.

Paul Bailliart (14)[77] (Paris) führte an, dass seine mit der Ophthalmodynamometrie gemessenenen Blutdruckwerte, allerdings an der A. centralis retinae untersucht, zu denen der Seidel'schen Pelotten-Untersuchung – an der A. ciliaris anterior – ähnlich waren.

Tab. 3.1 Blutdruck der A. ciliaris anterior, gemessen mit der Seidel-Pelotte

Autor (Jahr)	systolischer Blutdruck (mm Hg)	diastolischer Blutdruck (mm Hg)
Seidel (234)	55–75	30–45
Baurmann (18)	80,1 (70–95)	53,7 (46,6–60)
Samojloff (185)	50–65	34–46
Weigelin & H. Löhlein (282)	68,7 ± 1,1	36,4 ± 0,68

Tab. 3.2 Blutdruck der A. centralis retinae

Bailliart (14)	70 (systol.)	30–35 (diastol.)
Kukàn (140)	65–75 (systol.)	42,3 (diastol.)
Suganuma (262)	60	40

74 BAURMANN (1927), S. 129.

75 BAURMANN (1927), S. 130.

76 SAMOJLOFF (1928), S. 253.

77 BAILLIART (1929) schrieb: „ ... pour Seidel, la pression diastolique varie, chez les sujets normaux, entre 30 et 45 mm Hg et la systolique entre 55 et 75. Ces chiffres sont tout proches de ceux que donne ma technique pour l'artère centrale de la rétine, 30 à 35 pour la diastolique, 70 pour la systolique" (S. 192).

Bailliart hatte mit seiner Methode einen diastolischen Blutdruck von 30 bis 35 mm Hg und einen systolischen Blutdruck von 70 mm Hg festgestellt. (Seidels Messungen hatten für den diastolischen Druck 30–45 mm Hg und für den systolischen Druck 55–75 mm Hg ergeben). Auch die Druckmessungen der Venen stimmten in etwa mit beiden Methoden überein.

Ascher (8)[78] zitierte Seidels venöse Blutdruckmessungen. Serr (251)[79] (Heidelberg) wies auf Fehlerquellen bei der Blutdruckmessung mit der Bailliartschen Ophthalmodynamometrie hin, auf die bereits Seidel (im Jahr 1925) aufmerksam gemacht hatte. Wenn der Kompressionsdruck rasch angestiegen war, zeigte sich ein erheblich niedrigerer Druck, als wenn man den Kompressionsdruck langsam steigerte. Serr konnte bei verschiedenem Vorgehen an demselben Auge Unterschiede bis zu 30 mm Hg feststellen.

E. Weigelin & H. Löhlein (282)[80] (Bonn) führten Blutdruckmessungen mit der Seidel'schen Pelottenmethode an den episkleralen Gefäßen des Auges durch. Der minimale Blutdruck in den episkleralen Arterien betrug durchschnittlich 36,4 ± 0,68 mm Hg; die mittlere Abweichung der Einzelmessungen lag bei ± 6,4 mm Hg (bei 90 Versuchspersonen).

Der maximale Blutdruck in den episkleralen Arterien lag durchschnittlich bei 68,7 ± 1,1 mm Hg; die mittlere Streuung der Einzelwerte betrug ± 10,0 mm Hg (bei 90 Versuchspersonen). Somit lagen diese Werte im Bereich der von Seidel ermittelten Zahlenangaben. In den ◻ Tab. 3.1 und 3.2 werden die unterschiedlichen Blutdruckwerte mehrerer Autoren dargestellt.

Bailliart wies auf die Notwenigkeit der direkten Blutdruckmessung außerhalb des Bulbus – eines kleinen Gefäßes – hin, sodass eine Bulbuskompression – wie sie bei der Ophthalmodynamometrie ausgeübt wird – vermieden wird. Bailliart beschrieb ausführlich die Seidel'sche Methode der Blutdruckmessung mit einer Pelotte.[81, 82]

Bailliart hatte bereits im Titel seiner Publikation die Seidel'sche Pelotte angeführt (◻ Abb. 3.3). Bailliart führte an, dass es sich um weit voneinander entfernte Gefäße gleichen Kalibers handelte. Der einzige Unterschied bestand darin, dass die einen Werte außen, die anderen in dem geschlossenen Bulbusraum ermittelt wurden.[83] Bezüglich der

◻ **Abb. 3.3** Titel der Bailliart'schen Publikation. (Aus: [14])

---

78 ASCHER (1942), S. 1195 berichtete: „According to Seidel (Graefes Arch 1924; 114: 157) the pressure in the anterior ciliary veins of the human eye is about 11 mm Hg, and may exceptionally rise as high as 14 mm Hg".

79 SERR (1928), S. 10

80 WEIGELIN, LÖHLEIN (1952), S. 212

81 Mit der Seidelschen Pelottenmethode wurden Blutdruckmessungen an episkleralen Venen und Arterien auch von Weigelin & Löhlein (1952) durchgeführt. Sie stellten fest, dass zwischen episkleralem Venendruck und dem Oberarmblutdruck eine statistisch nachweisbare Relation bestand (S. 212).

82 BAILLIART (1929), S. 191.

83 BAILLIART (1929), S. 192.

Augenvenen hatte Bailliart Druckwerte beim Menschen zwischen 10 und 14 mm Hg festgestellt. Er führte an: *„Aussi je me range tout à fait à l'avis de Seidel: le chiffre de pression qu'il donne par sa technique pour les veines intraoculaires est entièrement d'accord avec ceux que je donne pour la veine centrale …. La méthode de Seidel me paraît excellente dans son principe et dans son application."* Auch stimmten Bailliarts Venendruckwerte mit denen von Seidel überein.[84]

▪ Zur Beurteilung und zur Standardisierung der Messmethoden

Goldmann (76) verglich die Seidel'sche Methode der Gefäßdruckmessung der A. ciliaris anterior mit der Bailliart'schen ODM-Methode der Druckmessung der A. centralis retinae. Durch eine lokale Druckausübung mit der Seidel'schen Pelotte wird ein punktförmiger Druck bis zum Kollaps des Gefäßes ausgeübt. Bei der ODM-Methode jedoch wird durch Kompression des Bulbus ein Druck auf das ganze Auge hervorgerufen.[85]

▪ Vergleich der Dynamometrie mit der Seidel'schen Pelottenmethode

Weigelin (283) zitierte Seidels Erkenntnis, dass mithilfe der Dynamometrie nicht der Blutdruck der Zentralarterie der Netzhaut gemessen werde. Rückschlüsse auf den Blutkreislauf des Auges selbst erlaube nur die Pelottenmethode nach Seidel, hingegen gäbe die Dynamometrie Hinweise auf die Verhältnisse des intrakraniellen Kreislaufs.[86]

Aufgrund physikalischer Überlegungen hatte Seidel nachgewiesen, dass mit der Dynamometrie der Blutdruck in der A. ophthalmica erfasst werde und kein Rückschluss auf den Netzhautkreislauf gezogen werden könne.[87]

3.2.5 Zur Beobachtung der Augendruckänderung nach einer Vorderkammerpunktion

Samojloff[88] (Moskau) zitierte Seidels Beobachtungen (1920, 1921), dass nach einer Kammerpunktion der physiologische Absonderungsvorgang des Kammerwassers *„offensichtlich tiefgreifend abgeändert wird"*.

Samojloff berichtete über die Oxydationsprozesse in den Ziliarepithelzellen und die reaktive Hypertonie des Auges. Dabei führte er die Seidel'sche Beobachtung an (1925), dass nämlich nach einer Kammerpunktion des Kaninchenauges zunächst eine Hypertonie und danach eine zweitägige Hypotonie eingetreten waren. Samojloff bestätigte Seidels Feststellung und erklärte die entstehende Hypertonie mit einer aktiven

84 BAILLIART (1929), S. 193.

85 GOLDMANN (1954), S. 67, 68.

86 WEIGELIN (1957), S. 153.

87 WEIGELIN (1957), S. 147.

88 SAMOJLOFF (1927), S. 392.

„*Hyperämie der Ziliarfortsätze*". Er folgerte, dass die Drucksteigerung in den Blutge-fäßen des Ziliarkörpers zu einer verstärkten Transsudation des Blutplasmas geführt hatte. Samojloffs (184)[89] Versuchsergebnisse brachten eine Bestätigung der Seidel'schen Befunde. Sigurd Hagen (84)[90] (Oslo) erwähnte, dass Seidel erstmals eine Druckerhö-hung nach Absaugen des Kammerwassers in Kaninchenaugen festgestellt hatte. Anders Bill (29)[91] (Uppsala) zitierte in seiner Arbeit über die Blut-Kammerwasserschranke die Seidel'sche Beobachtung, dass im Ziliarepithel keine vollständige Schranke bestünde, auch nicht für Proteine.

3.2.6   Zur Fage der Durchlässigkeit des Schlemm'schen Kanals

Friedenwald & Pierce (66)[92] wiesen auf Seidels beachtenswerte Untersuchungen zur Durchlässigkeit des Schlemm'schen Kanals für unterschiedliche Substanzen hin – wie beispielsweise für Wasser, Kristalloide und feinkörnige Kolloide – und zur Undurchläs-sigkeit für Kolloidpartikel.

Jules François und Mitarbeiter (64), Huggert (Stockholm) (111) und Milton Flocks (Palo Alto Calif.) (62) erwähnten Seidels Untersuchungen von 1923, der die Filterporen-größe der Schlemm'schen Kanalwand mit der Porengröße eines Kollodiumfilters vergli-chen hatte. Seidel hatte mit einem 3 %igen Kollodiumfilter experimentiert und wies nach, dass beim Aufgießen von Indigokarmin, Pikrinsäure oder Lithiumkarmin diese Farb-stofflösungen in nahezu derselben Konzentration durch den Ultrafilter flossen. Hingegen wurden kolloide Farbstoffe wie Isaminblau, Kongorot, Nachtblau oder Alkaliblau durch den 3 %igen Kollodiumultrafilter aus der betreffenden Lösung zurückgehalten.

Nachdem Flocks[93] die Seidel'schen Experimente zitiert hatte, nahm er kritisch zur Frage der Porengröße der inneren Wand des Schlemm'schen Kanals Stellung.

Ascher (8)[94] zitierte Seidels Beobachtungen über den Einfluss der Pupillenweite auf Kammerwasserveränderungen.

---

89   SAMOJLOFF (1927), S. 394.

90   HAGEN (1920), S. 646.

91   BILL (1986), S. 151 (29) berichtete: „The plasma proteins of the posterior chamber fluid were not ana-lyzed in Kinsey's experiments but there is an old observation by Seidel (Graefes Arch 1918 95, 1–72) that the protein concentration in the posterior and anterior chambers is the same. This observation suggests that the ciliary epithelium is not a complete barrier even to proteins".

92   FRIEDENWALD, PIERCE (1931), S. 160.

93   FLOCKS (1956), S. 709, berichtete: „Sondermann (1932), Theobald (1934) and Thomassen & Bakken (1951) postulated that there exists a direct communication. For Seidel (1918) the pores of the filter should have the same size as those of a collodion-membrane (3 %)".

94   ASCHER schrieb (1942), S. 1206: „ ... these observations suggest a relationship between pupillary movements and elimination of intraocular fluid. They seem to support the great importance attri-buted by Seidel (Graefes Arch Ophthalmol 1927: 119: 15) and by Serr (Ber Dtsch Ophthalmol Ges 1925; 45: 255) to the changes of the pupil as hindering or aiding the drainage of the intraocular fluid. Expansion of the iris during miosis not only mechanically opens the chamber angle but apparently also gives opportunity for a more abundant fluid elimination via the aqueus veins".

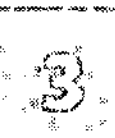

Mark Johnson (119)[95] (Evaston, IL) bemerkte zu Seidels Untersuchungen, dass der Schlemm'sche Kanal nur durch eine dünne Membran vom Kammerwasser getrennt ist.

3.2.7 Übereinstimmende Befunde bezüglich des Eiweißgehaltes im Kammerwasser

Sigurd Hagen (85)[96] (Oslo) stellte fest, dass das regenerierte Kammerwasser im menschlichen Auge keinen größeren Eiweißgehalt als das normale Kammerwasser zeigt. Es enthält kein Fibrin (S. 187).

Damit bestätigte er Seidels Beobachtung (VII. Mitteilung), dass nach operativer Entleerung der Vorderkammer beim Menschen das neugebildete Kammerwasser einen gegenüber der Norm kaum gesteigerten Eiweißgehalt aufweist, im Unterschied zu Versuchstieren, die einen erhöhten Eiweißgehalt von 1–2 % im Kammerwasser zeigten.

Hagen stellte nach einem Kammerwasserabfluss deutliche Unterschiede des Druckverlaufs beim Menschenauge im Vergleich zum Kaninchenauge fest. Hagen (84)[97] bemerkte, dass im Kaninchenauge eine Druckerhöhung nach Absaugen von Kammerwasser auftritt, wie dies zuerst Seidel nachgewiesen hatte (S. 643).

Anerkennung fanden die Seidel'schen Arbeiten auch durch Sir Stewart Duke-Elder & Gloster (51).[98]

3.3 Zusammenfassung der Seidel'schen Untersuchungen zum Kammerwasser

Nach den vielfältigen kontroversen Auffassungen zahlreicher Autoren der vorausgegangenen Jahrzehnte versuchte Seidel in der Zeit von 1920 bis 1924 mit seiner systematischen Bearbeitung der zahlreichen Fragen über die Physiologie der intraokularen

---

95 JOHNSON (2006), S. 545, teilte mit:„Seidel (1921) using light microscopy, stated that […] the aqueous humor directly washes around the inner wall endothelium of Schlemm's canal and is only separated from the lumen of Schlemm's canal by a thin, outer membrane".

96 HAGEN (1920), S. 193.

97 HAGEN (1920), S. 646.

98 DUKE-ELDER & GLOSTER (51) (System of Ophthalmology, 1968; Vol. IV; S. 106) würdigte Seidel wie folgt:„ … In Heidelberg, under the influence of Theodor Leber, then a Professor emeritus, he became deeply involved during the decade following 1918 in the study of the origin of the intra-ocular fluid and glaucoma. To both of these subjects he made classical contributions which brought him the von Graefe Prize in 1925. After a long series of elaborate physico-chemical and physiological investigations detailed in 24 major papers, he concluded that Leber had been in error and that the aqueous humour was a secretion. His studies on glaucoma were equally outstanding. He was among the first to divide primary glaucoma into two fundamental types, one with a shallow and one with a deep anterior chamber (now frequently known as closed- and open-angled glaucoma) and attributed the obstruction in the latter to an acquired impermeability of the endothelium of Schlemm's canal; and he will always be eponymously remembered for his original clinical description of the sickle-shaped scotoma (Seidel's scotoma) extending upwards or downwards along the same isopter as the blind –spot".

Flüssigkeitsbewegung zur Klärung beizutragen. Seidel war überzeugt von der Richtigkeit der Leber'schen Theorie der Kammerwasserentstehung im Ziliarkörper und des Flüssigkeitsabflusses im Schlemm'schen Kanal. Mit seinen zahlreichen Experimenten trug Seidel entscheidend dazu bei, die Probleme zu lösen.

Es gelang Seidel mit injizierten Farbstoffen im Tierversuch nachzuweisen, dass der Ziliarkörper und nicht die Iris das entscheidende sekretorische Organ darstellt.

Histologische Befunde des Ziliarkörpers stützten die Auffassung einer sekretorischen Aktivität der Ziliarkörperzellen. Allerdings meinte Seidel – im Unterschied zu Lebers Theorie einer Transsudation der Flüssigkeit –, dass der Ziliarkörper eine Drüsenfunktion habe. Mithilfe des sekretionsfördernden Pilokarpins und Eserins und des sekretionshemmenden Atropins zeigte er den bedeutenden Einfluss dieser Pharmaka auf die Sekretion des Kammerwassers. Diese Medikamente bewirkten bei einer Fistel nach Elliot'scher Trepanation eine Kammerwasserzunahme bzw. – abnahme. Seidel wies erstmals auf die – später nach ihm benannte – Fistel nach einer Glaukomoperation hin. Bedeutend sind seine Beobachtungen über den Augendruck von Patienten in Abhängigkeit von Helligkeit. Die hierdurch hervorgerufene Miosis bzw. Mydriasis führte zur intraokularen Drucksenkung bzw. zum Druckanstieg. In einer hellen Umgebung hatte sich der Kammerwasserabfluss aus der Vorderkammer verbessert, hingegen bei erweiterter Pupille im Dunkelraum vermindert.

Seidel wies auf *„physiko-chemische"* Vorgänge im Ziliarepithel hin. Er stellte fest, dass das Ziliarepithel sowie das Epithel der Irishinterfläche *„Sitz eines elektrischen Stromes"* ist, der durch Pharmaka zu beeinflussen war. Mit dem Nachweis eines „elektrischen Ziliarepithelstromes" lag ein weiteres Argument vor, eine sekretorische Tätigkeit der Ziliarepithelien anzunehmen.

Seidel wies manometrisch nach, dass ein physiologisches Druckgefälle zwischen Vorderkammer und Schlemm'schem Kanal besteht. Er zeigte, dass der Schlemm'sche Kanal als Hauptabflussweg für das Kammerwaser anzusehen ist. Seidel folgerte aus Versuchen mit Farbstoffen, dass der Filter der Wandung des Schlemm'schen Kanals weitporiger sei als der Filter der Irisvenenwandung.

Mit der von ihm entwickelten neuen manometrischen Methode der intraokularen Druckmessung zeigte Seidel, dass die tonometrischen Augendruckmessungen mit Fehlern behaftet sind. Mithilfe einer unter einem bestimmten Druck eingeführten Indigo-Carminlösung gelang es Seidel, die Drucksituation der abführenden Wege des Kammerwassers zu verdeutlichen. Er zeigte, dass Kammerwasser aus der Vorderkammer nur durch Blutgefäße und nicht durch Lymphgefäße abfloss.

Durch eine Kopfvenenstauung von Kaninchen entstand eine Druckerhöhung im skleralen und episkleralen Venennetz. Hierdurch wurde das physiologische Druckgefälle zwischen Vorderkammer und den episkleralen Venen geringer oder konnte bei stark erhöhtem Kopfvenendruck aufgehoben werden oder sich sogar umkehren, sodass dabei Blut aus den Venen in die Vorderkammer floss. Seidel führte das Beispiel an, dass in den enukleierten Augen von Menschen, die erhängt wurden, regelmäßig Blut im Schlemm'schen Kanal festgestellt wurde.

Von großer Bedeutung ist die Konstruktion einer Pelotte zur Erfassung des Blutdruckes in den anterioren Ziliargefäßen. Seidel ermittelte den diastolischen Blutdruck in den vorderen Ziliararterien mit 30–45 mm Hg und den systolischen Druck mit 55–75 mm Hg. Entsprechende Werte wurden von anderen Autoren mit anderen Messmethoden mitgeteilt.

3.4   Seidels Untersuchungen zum Glaukom

3.4.1   Festellung eines Normaldruckglaukoms im Jahre 1914

Seidel hatte beobachtet, dass manche Patienten mit klinisch eindeutigen glaukomatösen Veränderungen keine Drucksteigerung zeigten. Wenn es möglich ist, *„solche Patienten tage- oder wochenlang zu verschiedenen Tageszeiten tonometrisch zu prüfen, so gelingt es ab und zu, eine Druckerhöhung zu konstatieren, jedoch durchaus nicht immer".*[99]

3.4.2   Seidels Gesichtsfelduntersuchungen mit dem Bjerrumschirm bei Glaukompatienten

Seidel (202) war überzeugt, dass mit der Untersuchung nach Bjerrum genaue Ergebnisse von Gesichtsfeldausfällen erzielt werden können. Bjerrum hatte auf dem internationalen medizinischen Kongress zu Berlin (1890) mitgeteilt, dass er mit kleinen weißen Objekten von 2–5 mm Größe auf einem schwarzen Vorhang, der 1–2 m vom Patienten entfernt hing, Skotome und Gesichtsfeldausfälle genau erfassen konnte.[100] Seidel bedauerte, dass die Bjerrum'sche Untersuchungsmethode nur selten in Deutschland angewendet wurde, obwohl Sattler und Fleischer die Bedeutung dieser Untersuchungsmethode im Jahre 1912 hervorgehoben hatten. Seidel erwähnte, dass Schmidt-Rimpler (1908) diese Untersuchung abgelehnt hatte. Hingegen waren es vorwiegend englische und amerikanische Augenärzte, die mit dieser Methode das Gesichtsfeld ihrer Patienten prüften.

Seidel hatte innerhalb von eineinhalb Jahren alle Glaukompatienten der Heidelberger Klinik regelmäßig mit der Bjerrum'schen Untersuchungsmethode untersucht und die Bedeutung der Prüfmethode bestätigt.[101] In seiner Veröffentlichung führte er Kasuistiken von 28 Glaukompatienten mit charakteristischen Gesichtsfeldausfällen an.

Seidel betonte, dass der Nachweis von *„geringfügigen Gesichtsfeldanomalien in vielen Fällen das einzige Hilfsmittel ist, durch welches die Diagnose auf Glaukom gestellt werden kann, da oft in jenen Frühstadien die objektive Untersuchung durch Tonometer und Perimeter vollständig normale Resultate ergibt".*[102]

Seidel stellte parazentrale Skotome im Frühstadium eines Glaukoms fest. Sie waren sichelförmig konfiguriert und wurden nach einer Druckreduktion durch Pilokarpin-Augentropfen kleiner. Die Sichelskotome, die auch Verbindungen zum blinden Fleck aufweisen können, vergrößerten sich bei anhaltender Druckerhöhung zu „Rönne-Skotomen".[103] Die typischen kleinen Skotome befanden sich oberhalb oder unterhalb des blinden Flecks und waren zum Fixierpunkt hin konkav konfiguriert. Seidel stellte sie gelegentlich an scheinbar gesunden Augen von Patienten fest, die bereits einen Glaukomschaden ihres Partnerauges aufwiesen[104] (◘ Abb. 3.4).

---

99   SEIDEL (1914), S. 102.
100   SEIDEL (1914), S. 103, 104.
101   SEIDEL (1914), S. 105.
102   SEIDEL (1914), S. 108.
103   SEIDEL (1914), S. 152, 153.
104   SEIDEL (1944), S. 155.

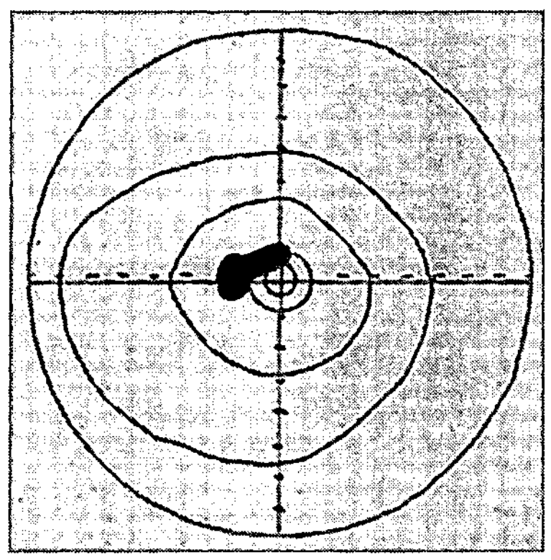

Abb. 3.4 Goldmann-Gsichtsfeld mit Seidel-Skotom (nachgezeichnet). (Skizze nach Originalabbildung in Duke-Elder & Jay [52])

3.4.3 Der „*Habitus glaucomatosus*" bzw. der Nachweis eines Anfallsglaukoms

Für Augen mit einer flachen („seichten") Vorderkammer, die zu Glaukomanfällen neigen, führte Seidel den Begriff „*Habitus glaucomatosus*" ein.[105]

Ein elegantes Experiment zur Augendruckänderung ohne Berührung der Augen

Auf eine einfache Methode der Augendruckerhöhung oder –senkung allein durch eine Umfeldbelichtungsänderung hatte Seidel bereits sieben Jahre zuvor (1920, V. Mitteilung) hingewiesen. Er berichtete in seinem Vortrag vor der Deutschen Ophthalmologischen Gesellschaft über Patienten mit einem primär chronischen Glaukom. Seidel fand in einer „*kleinen Gruppe*" dieser Patienten eine Druckabhängigkeit von der Umfeldbeleuchtung. Wenn sich Patienten mit einer flachen Vorderkammer etwa eine Stunde lang in einem ganz oder halbverdunkelten Raum aufhielten, so stellte Seidel tonometrisch „*eine ganz beträchtliche Augendrucksteigerung bis auf 60–80 mm Hg*" fest. Wenn er daraufhin die Patienten in einen hellen Raum brachte, so zeigte sich im Verlauf von etwa einer halben Stunde wieder ein Druckabfall bis zur Norm. Seidel hatte an 13 Glaukomaugen mit einem „*Habitus glaucomatosus*" über 250 Einzelversuche angestellt, um regelmäßig belichtungsabhängige Druckänderungen nachzuweisen.[106] Seidel (237) bemerkte, dass ein kausaler Zusammenhang zwischen der Pupillenweite und einer Druckänderung bestand. Die Pupillenweite war entscheidend, um eine Drucksteigerung oder –senkung herbeizuführen. Es bestand nie eine maximale Mydriasis bzw. maximale Miosis, sondern es zeigte sich eine mittlere individuelle Pupillenweite der Patienten. Der Schwellenwert des Pupillendurchmessers, bei dessen Überschreiten ein Druckanstieg eintrat, „*betrug meist etwa 3–4 mm, an manchen Augen auch nur 2,5–3 mm, der entsprechende Wert, bei dem eine Drucksenkung erfolgte, war stets nur um etwa 0,5 mm kleiner*".[107] Seidel folgerte, dass die Druckänderung

---

105 SEIDEL (1927), S. 43.

106 SEIDEL (1927), S. 43.

107 SEIDEL (1927), S. 44, 45.

durch „*Volumenschwankungen des Bulbusinhaltes*" entstanden waren. Durch eine Beschattung des Auges mit Pupillenerweiterung nahm Seidel eine Vermehrung des Kammerwasservolumens an, andererseits bei Belichtung des Auges mit einer Pupillenverengung eine Verringerung des Kammerwasservolumens.

Seidel hob hervor, dass die enorme Drucksteigerung im Glaukomauge von einer normalen Druckhöhe bis auf 60–80 mm Hg (und höher) innerhalb einer Stunde darauf hinweist, dass eine „*nicht unbeträchtliche kontinuierliche Kammerwasserabsonderung*" stattfinden muss. Bei einer flachen Vorderkammer entsteht durch die Pupillenerweiterung eine Behinderung des Kammerwasserabflusses und durch eine Pupillenverengung eine Erleichterung des Kammerwasserabflusses.[108]

Experiment mit Gewichtsbelastung eines Glaukomauges

Seidel führte ein zweites Experiment durch, indem er ein Auge mit flacher Vorderkammer durch gleichgroße Gewichte bei gleichem normalen Augendruck (zu verschiedener Zeit) gleich lang, etwa zwei Minuten belastete. Er setzte beispielsweise dabei das 15 g Gewicht des Schiötz-Tonometers auf das Auge, einmal bei enger, ein anderes Mal bei weiter Pupille. Die unterschiedliche Pupillenweite wurde durch entsprechende Belichtung erreicht. Seidel beobachtete dabei, dass der durch die gleiche Belastung hervorgerufene Druckverlust am entsprechenden Auge bei enger Pupille etwa fünfmal größer war als der bei weiter Pupille. Seidel folgerte daraus, dass die durch dieselbe Belastung bewirkte Volumenminderung bei enger Pupille eine weit größere war als bei weiter Pupille, was nur darauf beruhen konnte, dass in diesem Auge durch Erweiterung der Pupille die Abflussmöglichkeit für das Kammerwasser verringert wurde gegenüber der bei enger Pupille vorhandenen. Diese Veränderungen waren so zu erklären, dass eine ständige sekretorische Neubildung von Kammerwasser erforderlich war mit einem Hauptabflussweg im Kammerwinkel.[109]

3.4.4   Seidels Glaukomoperationsindikation

Im Schlusswort seines Vortrags vor der Deutschen Ophthalmologischen Gesellschaft führte Seidel die Kriterien für eine drucksenkende Operation unterschiedlicher nicht-entzündlicher Glaukomformen an, in Abhängigkeit des Ansprechens auf Miotika bei Patienten der Heidelberger Klinik. Zur Gruppe I wurden Patienten gezählt, bei denen dreimaliges tägliches Tropfen von 2 %igem Pilokarpin den Augendruck anhaltend senkte, sodass keine Operationsindikation bestand.

Zur Gruppe II wurden Glaukompatienten gezählt, bei denen Miotika den Druck nur eine bestimmte Zeit lang herabsetzten, bei denen aber am nächsten Morgen der Druck wieder angestiegen war. Bei diesen Patienten führte Seidel eine Iridektomie durch.

Zur Gruppe III wurden solche Glaukompatienten gezählt, bei denen Miotika keine oder nur eine unzureichende Drucksenkung hervorgerufen hatten. Bei diesen Patienten führte Seidel eine Elliot'sche Trepanation durch.

---

108 SEIDEL (1927), S. 47.

109 SEIDEL (1927), S. 48, 49.

Diese Richtlinien hatte Seidel 15 Jahre zuvor in der Heidelberger Klinik eingeführt. Seine Erfahrungen hatte er *„an einigen 100 Glaukomaugen"* im Laufe der 15 Jahre
gewonnen.[110]

In der Diskussion zu Mügges Vortrag anlässlich der Tagung der Vereinigung mitteldeutscher Augenärzte (247) teilte Seidel mit, dass er seit fünf Jahren bei chronischem
Glaukom die Zyklodialyse mit sehr zufriedenstellenden Ergebnissen angewandt hatte.
Zugleich wies er auf die Infektionsgefahr bei kombinierten Operationen, insbesondere
bei Operationen in der Ziliarkörpergegend hin, beispielsweise auf die Infektionsgefahr
bei gleichzeitiger hinterer Trepanation und einer Zyklodialyse.[111]

---

110 SEIDEL (1927), S. 83.
111 SEIDEL (1937/38), S. 271.

Die Weiterentwicklung der Forschung über das intraokulare Kammerwasser nach Seidels Studien

© Springer-Verlag GmbH Deutschland, ein Teil von Springer Nature 2018
D. Schmidt, *Forschungsgeschichte der Kammerwasserphysiologie*,
https://doi.org/10.1007/978-3-662-57749-3_4

4.1 Anatomische Untersuchungen des Ziliarkörpers

- **Befunde und Ansichten zur Physiologie der Kammerwasserwege in der zweiten Hälfte des 20. Jahrhunderts und im 21. Jahrhundert**

In der zweiten Hälfte des 20. Jahrhunderts und im 21. Jahrhundert wurden zunehmend weitere bedeutende Publikationen zum Thema der intraokularen Flüssigkeitsbewegung veröffentlicht. Das Thema blieb sehr attraktiv, da sich die Frage der Glaukomentstehung und -behandlung in verstärktem Maße aufdrängte. Glaukom gilt als die zweithäufigste Erkrankung, die zum progressiven, irreversiblen Sehverlust führt. Neue Entdeckungen, neue technische Entwicklungen und Untersuchungsmethoden ermöglichten, noch genauere Befunde zur Physiologie des Kamerwasserverlaufs zu erheben.

Elektronenmikroskopisch wurden reichliche Faltenbildungen teilweise in Form von breiten Vertiefungen zwischen den Zellen des unpigmentierten Ziliarepithels, teilweise auch in Form von U-förmigen intrazellulären Schleifen beobachtet. Faltenbildungen hängen mit der Kammerwasserproduktion der Epithelzellen zusammen (105).[1] In der Kapillarwandultrastruktur der Ziliarfortsätze des Menschen- und Kaninchenauges wurde festgestellt, dass die Wände extrem dünn und mit 200 Å bis 1200 Å großen Poren versehen waren. Unterschiedlich ausgeprägtes kollagenes Bindegewebe umringte die Kapillaren. Die Kammerwasserentstehung des Ziliarkörpers findet durch eine selektive Filtration mit einer aktiven Sekretion statt (106),[2] (253).[3]

- **Anatomische und funktionelle Teilung der Ziliarfortsätze bei Primaten**

Ziliarfortsätze wurden in einen vorderen und einen hinteren Abschnitt unterschieden. Der vordere Teil wurde als der eigentlich *„sekretorische"* Teil der Ziliarfortsätze angesehen. Im vorderen Abschnitt zeigten die Pigmentepithelien mit basalen Plasmafortsätzen einen direkten Kontakt mit der Kapillarwand und häufig einen synzytialen Zusammenhang mit Stromazellen. Bei Vorderkammerpunktionen ließ sich eine Kernvolumenzunahme nachweisen. Die Epithelien des vorderen Teils der Ziliarfortsätze waren aktiv an der Kammerwasserbildung beteiligt. Das häufige Vorkommen bläschenförmiger Vakuolen, kuppenartiger, flüssigkeitsreicher Vortreibungen der Zelloberfläche und vor allem stäbchenförmiger, intraplasmatischer Streifen (Mitochondrien) legte nahe, dass diese auffälligen Veränderungen für einen Sekretionsvorgang sprechen, was früher bereits von Seidel[4] beobachtet worden war. Der hintere Abschnitt mit einem basal glatten Epithel wies engere Beziehungen zum Zonulaapparat (akkommodativer Teil des Ziliarkörpers) auf (177).[5, 6]

Etwa 70–80 „blattartige" Ziliarfortsätze enthielten ein dichtes Kapillarnetz (z. T. Riesenkapillaren). Das Blut dieser Kapillaren sammelte sich in einer basalen Vene und floss

---

1   HOLMBERG (1955), S. 381.

2   HOLMBERG (1959), S. 950.

3   SMITH (1973), S. 161.

4   SEIDEL (1920, II. Mitteilung), S. 195, 196.

5   ROHEN (1957), S. 108.

6   ROHEN (1957), S. 106.

nach hinten durch die Vortexvenen ab. Nach Kammerwasserentleerungen beim Kaninchen schwollen die Ziliarfortsätze an und die Zellen veränderten sich als Zeichen einer Leistungssteigerung, indem vakuoläre Einschlüsse und Kernschwellungen entstanden (178).[7]

Eine Unterteilung des Ziliarkörpers in acht Zonen ergab, dass in der anterioren und mittleren Zone der pars plicata (Zonen I und II) sich basale und laterale Einfaltungen des Pigmentepithels zeigten. Hier wurden vorwiegend Mitochondrien und endoplasmisches Reticulum angetroffen. Die Stromaschicht war sehr dünn, und die Endothelien der Kapillaren wiesen zahlreiche Fenestrierungen auf. Daraus wurde geschlossen, dass aus den unterschiedlichen Zonen Kammerwasser gebildet würde (96).[8]

Bei Affen wurden im Ziliarepithel Zellinseln mit sekretorischer Aktivität nachgewiesen. In diesen Arealen des nichtpigmentierten Ziliarepithels zeigten sich ein raues endoplasmatisches Retikulum, zahlreiche Golgi-Komplexe und sekretorische Granula mit amorphem Material unterschiedlicher Dichte. Durch Stimulation mit Pilokarpin nahm die sekretorische Aktivität deutlich zu; außerdem waren die interzellularen Räume des Epithels deutlich erweitert und enthielten osmophiles Material. Diese morphologischen Veränderungen lassen annehmen, dass das Ziliarepithel zusätzlich zur Kammerwasserproduktion sekretorische Substanzen erzeugt (173).

4.2 Die Kammerwasserbildung

Zum zeitlichen Ablauf der Kammerwasserbildung

4.2.1 Volumenbestimmung der Vorderkammer

Goldmann (Bern) (72) und Heim (Bern) (98) berichteten über Volumenbestimmungen der Vorderkammer beim Menschen mit photografischen Methoden. Heim stellte deutliche Unterschiede der Vorderkammervolumengrößen fest, die zwischen 60 und 363 mm^3 variierten. Der Mittelwert betrug $194 \pm 66\ mm^3$. Goldmann (73)[9] bestimmte das Volumen der Vorderkammer und errechnete das Minutenvolumen des Kammerwassers mit rund 2 mm^3/Minute. Er führte an, dass die Frage der Kammerwasserentstehung durch die Entdeckung der Kammerwasservenen beim Menschen *„im Sinne der Strömung“* entschieden worden ist. Goldmann schloss eine Ultrafiltration aus. Cagianut (39)[10] und Mitarbeiter (Zürich) berechneten, dass der Austausch der Hälfte des Kammerwasservolumens etwa 2,7 mm^3/Minute betrug. Der Austausch des Kammerwassers zwischen Linse und Glaskörper war sehr gering und hing von der Proteinstruktur des jeweiligen Gewebes ab. Die von mehreren Autoren mitgeteilten Angaben über das Minutenvolumen der Kammerwasserbildung sind in ◘ Tab. 4.1 dargestellt.

Unterschiedliche Auffassungen zur Frage der Sekretion, Ultrafiltration oder Diffusion bestimmter Kammerwasserbestandteile

7 ROHEN (1958), S. 72.
8 HARA u. MITARBEITER (1977), S. 912.
9 GOLDMANN (1946), S. 295.
10 CAGIANUT u. MITARBEITER (1949), S. 244.

▣ Tab. 4.1 Minutenvolumen der Kammerwasserbildung	
Goldmann (75)	ca. 2 mm³/min (Mensch)
Kinsey (127)	2.7 mm³/min (Kaninchen)
Kinsey & Barany (130)	2.75 mm³/min (Kaninchen)
Grant (77)	3.66 mm³/min (Mensch)
	(2.3 to 5.4 mm³/min) Mensch
Jones & Maurice (122)	2.5 µl/min. (Mensch)
Johnson & Kamm (117)	2.0 µl/min (Mensch)
Brubaker (35)	2.75 ± 0.63 µl/min (Mensch)
Grüb & Mielke (81)	ca. 2,0–2,4 µl/min

4.2.2 Untersuchungen mit radioaktiven Substanzen

Mithilfe von schwerem Wasser (D_2O) als Tracersubstanz wurde festgestellt, dass die Hälfte des Kammerwassers in Kaninchenaugen in weniger als 3 Minuten ersetzt wurde. Das entspricht einer totalen Kammerwasserbewegung in und aus der Vorderkammer von ca. 50 mm³/Minute. Elektrolyte traten infolge einer Sekretion in die Vorderkammer ein, nicht-elektrolytische Bestandteile wie Harnstoff und Glukose hingegen durch Diffusion (130)[11] (Kinsey, Detroit). Detaillierte Untersuchungen zu den einzelnen Bestandteilen des Kammerwassers ergaben, dass Natrium, Chlor, Thiocyanat, Phosphor und wahrscheinlich Ascorbinsäure durch einen *sekretorischen* Prozess in die Vorderkammer eingetreten waren und sie mit der Strömung verlassen hatten; hingegen waren Äthylalkohol und Harnstoff in die Vorderkammer *diffundiert*. Rohen[12] (177) vertrat die Ansicht, dass einerseits ein kombinierter Vorgang eines Transsudats oder einer Diffusion von Wasser besteht, bei dem Druck- und Zirkulationsverhältnisse die maßgebenden Faktoren darstellen; andererseits zeigte sich eine sekretorische Beteiligung des Epithels, das aktiv die Konzentration gewisser Stoffe bei ihrem Durchtritt durch die Zelle verändern kann, etwa vergleichbar der Exkretion in der Niere mit einer Ultrafiltration im Glomerulus.

Keith Green & Jonathan Pederson (Baltimore) (80) stellten an isolierten Ziliarkörper-Iris-Präparaten fest, dass der Ultrafiltration eine deutlich größere Bedeutung als der Sekretion der Kammerwasserbildung im Ziliarkörpers zukomme. Demgegenüber wies Walter Rüßmann (Köln) (182) aufgrund biochemischer Untersuchungen darauf hin, dass das Kammerwasser teils durch Ultrafiltration (30 %), teils durch aktiven Ionentransport („*Ionenpumpe*" – 70 %) entsteht. Die Ionenpumpen befinden sich überwiegend im nicht-pigmentierten Ziliarepithel. Die erforderliche chemische Energie wird vom energieliefernden Stoffwechsel erbracht. In Kaninchenaugen wurden zahlreiche Enzyme zur Energielieferung festgestellt: Glucose-6-phosphat-Dehydrogenase, Lactat-Dehydrogenase,

---

11   KINSEY, GRANT (1944), S. 355.

12   ROHEN (1957), S. 106.

Glycerin-3-phosphat-Dehydrogenase, Malat-dehydrogenase und NAD- und NADP-spezifische Isocitrat-Dehydrogenase. Der Pentosephosphat- und der Citratzyklus spielen für den Energiehaushalt des Ziliarepithels eine besondere Rolle. Krupin und Mitarbeiter (139) wiesen darauf hin, dass die Kammerwasserbildung im Ziliarkörper einen energieerfordernden Prozess darstellt, bei dem Substanzen selektiv gegen einen elektrochemischen Gradienten durch Zellmembranen hindurch transportiert werden. An dem aktiven Transport durch das Epithel sind Enzyme wie das Natrium-Kalium aktivierte Adenosintriphosphat und die Karboanhydrase beteiligt.[13] Das Ziliarepithel enthält alpha- und beta-adrenerge Rezeptoren. Die Autoren hoben hervor, dass Ascorbat im Kammerwasser höher als im Blut konzentriert ist. Die hohe Konzentration im Kammerwasser ist durch den aktiven Transport aus dem Blut zu erklären.

Albumin und Gamma-globulin wurden durch Poren des Schlemm'schen Kanals weiter befördert (Bill & Hellsing) (24).[14] Nahezu alle aus dem Plasma stammenden Proteine werden direkt aus dem Ziliarkörperstroma über den Iriswurzelbereich in die Vorderkammer transferiert. Wenn sich die Proteine in der Vorderkammer befinden, wird ein Zugang zur Hinterkammer durch *„tight junctions"* des Irisepithels und durch die unidirektionale vorwärts gerichtete transpupillare Strömung verhindert (65).

4.2.3 Der Ioneneinfluss auf die Kammerwasserbildung

Die Kammerwassersekretion im zweischichtigen synzytialen Ziliarepithel wird durch Na+ K+ 2Cl– Ionenkanäle in das Kammerwasser sezerniert. Na+ Ionen sind die vorwiegenden Kationen, Cl- Ionen die wesentlichen Anionen des Kammerwassers (116). Die Cl-Ionen-Sekretion begrenzt das Ausmaß der Kammerwasserbildung. Die Sekretion erfolgt in drei Schritten: 1. Ionenaufnahme durch Zellen des Pigmentepithels, 2. Diffusion der Ionen vom Pigmentepithel zum nicht pigmentierten Epithel und durch *„Gap junctions"* (spaltförmige Verbindungen), 3. Ionenfreisetzung vorwiegend durch Cl-Ionen-Kanäle, die von diesen Zellen bis zur Hinterkammer führen (46). Bei dem passiven Prozess der Diffusion fließen gelöste Bestandteile – dem elektrochemischen Gradienten entsprechend – hinab durch die Ziliarepithelschranke. Eine Ultrafiltration durch die Plasmamembran wird durch hydrostatische und osmotische Druckdifferenzen hervorgerufen. Die Ultrafiltration spielt aber nur eine geringe Rolle.

Nach übereinstimmender Meinung findet ein aktiver Transport gelöster Substanzen statt; in erster Linie bewirken Na+ und Cl– Ionen den Kammerwasserzufluss aus dem Stroma. Ein Weg der Proteindiffusion führt direkt aus der hinteren in die vordere Kammer. Die treibende Kraft für den Kammerwasserzufluss stammt vom transepithelialen Ionentransport durch das Ziliarepithel, wodurch ein osmotischer Gradient für die Flüssigkeitsbewegung erzeugt wird. Na+ und Cl– Ionen – und mit einem geringeren Ausmaß

---

13 Der erste Nachweis einer Augendrucksenkung durch Karboanhydrasehemmer („Diamox"[R]) erfolgte durch Bernard Becker (St. Louis, 1954) (19). Acetazolamid („Diamox"[R]) wurde zum wirkungsvollsten Medikament zur Behandlung des akuten Glaukomanfalls. Auch Holm & Wiebert (Lund) (104) wiesen auf die segensreiche Wirkung des Karboanhydrasehemmers hin.

14 BILL & HELLSING (1965), S. 925.

HCO3– Ionen – sind die hauptsächlichen Bestandteile im Kammerwasser und nehmen an der transepithelialen Sekretion durch das Ziliarepithel teil. Cl- Ionen scheinen die zentrale Rolle bei der Kammerwasserbildung zu spielen (47).

4.2.4   Unterschiede in der Kammerwasserzusammensetzung zwischen Hinter- und Vorderkammer

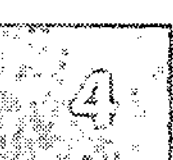

Unterschiede der Kammerwasserzusammensetzung zwischen Hinter- und Vorderkammer wurden von Kinsey (131)[15] beobachtet. Die Zusammensetzung von Substanzen des Kammerwassers im posterioren Bereich unterscheidet sich stärker vom Plasma im Vergleich zu den Konzentrationen von Substanzen in der Vorderkammer. Im Wesentlichen handelt es sich um Konzentrationsunterschiede von mehreren Anionen und Nicht-Elektrolyten. Die Beobachtung, dass die Konzentrationen von Chloriden und Phosphaten im hinteren Kammerwasser geringer sind als im vorderen Kammerwasser ist vereinbar mit der Vorstellung eines diffusionalen Austauschs zwischen dem Ziliarkörper und der Hinterkammer. Die Konzentrationen von Bicarbonaten und Ascorbaten sind höher im hinteren Kammerwasser im Vergleich zum vorderen Kammerwasser; diese Substanzen werden in die Hinterkammer sezerniert. Bereits Paul Ehrlich (56)[16] hatte Unterschiede der Kammerflüssigkeiten beobachtet; er fand, dass das spezifische Gewicht der Flüssigkeit in beiden Kammern unterschiedlich war.

4.3   Das trabekulare Maschenwerk

Das schwammartig erscheinende, filterähnliche trabekulare Maschenwerk wird strukturell im Wesentlichen in drei Bereiche unterteilt, in das *uveale*, das *korneosklerale* und in das *juxtakanalikuläre* Maschenwerk. Durch Poren in der Innenwand des Schlemm'schen Kanals bestehen Verbindungen zum trabekulären Maschenwerk und zur Vorderkammer (13). Das Kammerwasser aus der Vorderkammer fließt vorwiegend durch das trabekuläre Maschenwerk, dann durch das juxtakanalikuläre Bindegewebe, das Endothel des Schlemm'schen Kanals, die Kollektorgefäßchen und die Kammerwasservenen, um sich dann im episkleralen Venensystem zu sammeln (119).

4.3.1   Zur Durchgängigkeit des Filters

Die Perfusion des menschlichen enukleierten Auges wurde mit Latex Mikrokügelchen („Microspheres") unterschiedlicher Größe geprüft. Latexkügelchen mit einem Durchmesser von ≤ 1.2µ passierten den Filter, hingegen war der Durchgang der Kügelchen mit einem Partikeldurchmesser von 1.8µ bis 3.0µ erschwert. Partikel mit einem Durchmesser von 5.6µ wurden zurückgehalten (127).

---

15   KINSEY (1953), S. 416.
16   EHRLICH (1882), S. 39.

4.4   Der Schlemm'sche Kanal

4.4.1   Der Schlemm'sche Kanal als ein „Sicherheitsventil"

Druckänderungen, die durch Kompression des Bulbus hervorgerufen wurden – oder auch durch intraokuläre Injektionen oder Flüssigkeitsentnahmen – wurden vom Schlemm'schen Kanal durch einen veränderten Abfluss des Kammerwassers kompensiert. Deshalb hielt Thomassen (267)[17] den Kanal für ein „Sicherheitsventil".

4.4.2   Zur Anatomie des Schlemm'schen Kanals und der umgebenden Gefäße

Der Schlemm'sche Kanal weist einen mittleren Durchmesser von 0,2–0,5 mm auf. Das Filterwerk der Kammerbucht, das dem Schlemm'schen Kanal vorgelagert ist, war nicht viel breiter (179). Die Länge des Kanals normaler Augen beträgt 256.6 ± 66 µm (38). Die Kanallänge normaler Augen unterschied sich nicht von der Kanallänge glaukomatöser Augen.[18] Mit Plastoid- bzw. Tusche-Gelatine-Injektionen in den Schlemm'schen Kanal wurde die Morphologie des Sinus und seiner Abflusskanälchen beim Menschen verdeutlicht. Der durchschnittliche sagittale Durchmesser des Kanals beträgt 370µ. Es wurden zwei unterschiedliche Abflusswege unterschieden: direkte und indirekte Kanälchen. Die direkten, etwa 4–6 Abflusskanälchen zeigten an den Abgangsstellen große Lumina mit einem Durchmesser im Injektionspräparat von 70µ. Sie wiesen einen etwas bogenförmigen oder spiraligen Verlauf auf, mit wenigen intraskleralen Gefäßanastomosen; sie mündeten in das episklerale Gefäßnetz. Die kleineren, etwa 15–20 indirekten Kanälchen mit einem durchschnittlichen Durchmesser von 50µ mündeten nach kurzem Verlauf im intraskleralen Kapillarnetz (181).

Neoprenausgüsse des Schlemm'schen Kanals und der umliegenden Gefäße zeigten eine nahe Beziehung der Arterienäste zum Kanal, aber keine afferenten Verbindungen zu ihm. Die anterioren Ziliararterien und ihre Äste verliefen in Begleitung der Venen im Sklerabereich (12).

Der Druck im Schlemm'schen Kanal war etwa 10 % niedriger als der Druck in der Vorderkammer (171).

4.4.3   Bedeutung der Innenwand des Schlemm'schen Kanals

Das Endothel des Schlemm'schen Kanals, das direkt an die juxtakanalikuläre Region des trabekulären Maschenwerks angrenzt, wird als Innenwand des Kanals bezeichnet. Die übrigen Endothelien des Kanals gehören zur Außenwand. Die Innenwand-Endothelien unterscheiden sich morphologisch und funktionell von den Außenwandendothelien. Mit einer modifizierten Silberimprägnationstechnik wurde festgestellt, dass die Innenwandzellen

---

17   THOMASSEN (1949), S. 421, 422.

18   GRÜB & MIELKE (2004), (79) S. 362, berichteten, dass der ringförmige, mit Endothel ausgekleidete Schlemm'sche Kanal 190–370 µ groß ist. Sein Lumen kann im vorderen Anteil kollabiert sein.

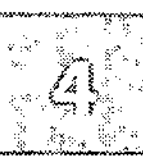

vorwiegend langgestreckt, äquatorial verliefen und spindelförmig erschienen, mit einer durchschnittlichen Länge von 160 μ. Sie waren um etwa die Hälfte kleiner als die Außenwandzellen (Lütjen-Drecoll & Rohen, Marburg) (159).[19] Die Zellen der Innenwand des Schlemm'schen Kanals wiesen Vakuolen auf, insbesondere handelte es sich nicht um Artefakte. (70). van der Zypen & Rohen (277)[20] bemerkten, dass die Endothelzellen Bakterien phagozytieren können, während der Passage durch das trabekuläre Maschenwerk. Durch Phagozytosevorgänge kann der Weg durch die Filtrationsfläche an der Innenwand des Schlemm'schen Kanals von Substanzen des Abflusssystems freigehalten werden.[21]

4.4.4   Nachweis von Poren der Innenwand des Schlemm'schen Kanals

Nachdem Seidel[22] bereits postuliert hatte, dass die Filterporengröße der Schlemm'schen Kanalwand derjenigen eines mit 3 %igem Kollodium hergestellten Ultrafilters entsprechen müsste, berichteten Ashton (13)[23] und Holmberg (108),[24] dass sie Poren der Innenwand des Schlemm'schen Kanals nachweisen konnten.

4.4.5   Unterschiedliche Angaben zur Porengröße

In den Endothelzellen der Innenwand des Schlemm'schen Kanals fanden sich Öffnungen mit einem Durchmesser bis zu 6μ (Speakman, 256), Poren mit einem Durchmesser bis zu 3μ (Bill & Svedbergh, 27) und Poren mit einem Durchmesser von 0,8–1,8μ (Inomata & Mitarb., 112). Versuche mit Chromphosphat-Partikeln von einer Größe von 1,0μ passierten den Filter ungehindert. Die obere Grenze der Partikelgröße lag bei 1,2 und 2,4μ (bei Kaninchen). Untersuchungen mit Bakterien (Bacillus prodigiosus) ergaben, dass bei hohen Konzentrationen eine hohe Durchlässigkeit bestand. Die durchschnittliche Porengröße in menschlichen Augen betrug etwa 1,5μ (111).[25]

4.4.6   Details zu den Poren des Schlemm'schen Kanals

Zahlreiche Öffnungen in den Endothelzellen der Innenwand des Schlemm'schen Kanals sind Austrittspunkte für spiralförmige Kanäle mit einer Länge von 5 bis 10μ, die mit dem trabekulären Maschenwerk kommunizieren (256).[26] Bei über 90 % der Augen sind

---

19   LÜTJEN-DRECOLL, ROHEN (1970), S. 249.
20   VAN DER ZYPEN, ROHEN (1969), S. 347.
21   VAN DER ZYPEN, ROHEN (1969), S. 351.
22   SEIDEL (1923), S. 370.
23   ASHTON & MITARBEITER (1956), S. 281.
24   HOLMBERG (1959), S. 956–958.
25   HUGGERT (1955), S. 283.
26   SPEAKMAN (1960), S. 523.

Drainagen durch die Poren möglich (23).[27] Präparate des menschlichen Auges mit dem „Scanning-Elektronenmikroskop" zeigten, dass die langen, dünnen Endothelzellen der inneren Wand des Schlemm'schen Kanals insgesamt 20.000 Poren aufwiesen. Die Gesamtzahl der Endothelzellen der Innenwand lag bei etwa 23.000 (27).[28] Poren wurden in vakuolisierten und in nicht-vakuolisierten Endothelzellen gefunden. Die Poren befanden sich alle intrazellulär (114).[29]

Nur das Trabeculum corneosclerale weist größere Poren (sagittaler Durchmesser durchschnittlich 6–9 µ) auf, die von den Endothelien teilweise überspannt werden (177).[30] Die Fließgeschwindigkeit des Kammerwassers durch die Endothelporen des Schlemm'schen Kanals wurde auf ca. 5 mm/s geschätzt (33).

Zwei unterschiedliche Porentypen, *„intrazelluläre"* Poren (Poren, die durch Innenwandendothelzellen verlaufen) und *„interzelluläre"* Poren wurden von Ethier (59)[31] und Mitarbeitern mit dem Scanning-Elektronenmikroskop nachgewiesen. Dautriche und Mitarbeiter (2015) bestätigten die Beobachtung zweier unterschiedlicher Porentypen, die als I-Poren (transzelluläre Poren) und als B-Poren (parazelluläre Poren) bezeichnet wurden und die sich in ihrer Lokalität, Funktion und Entstehungsweise unterscheiden.

Transzelluläre „I-Poren" und parazelluläre „B-Poren" nahmen nicht durch biomechanische Belastungen zu. Die „B-Poren" waren mit 76 % am häufigsten anzutreffen. Der Durchmesser betrug für I-Poren 0,40µ (N = 79 Poren) und für B-Poren 0,67µ (N = 350 Poren) (32).[32] Der Durchmesser und die Dichte der Poren der inneren Wand des Schlemm'schen Kanals bei einem deutlichen Durchfluss des Kammerwassers wirken einer retrograden Diffusion von großen Serumproteinen, insbesondere von Albumin, Hämoglobin und Immunoglobulinen entgegen. Hierdurch bleibt die Blut-Kammerwasserschranke erhalten, bei gleichzeitigem, ausreichendem Abfluss des Kammerwassers (33).

4.4.7 Riesenvakuolen der Endothelzellen der Innenwand des Schlemm'schen Kanals

Bereits Seidel beobachtete in den Epithelzellen des Ziliarkörpers nach Pilokarpininjektion im Kaninchenversuch zahlreiche, auffällige Mitochondrien: *„Am auffallendsten war die ganz beträchtliche Vermehrung der intrazellulären Vakuolen, so dass viele Zellen aufgebläht erschienen"* (Seidel, II. Mitteilung, 209). *„Mikron große Vakuolen"* in den Innenwandendothelzellen des Schlemm'schen Kanals besaßen häufig Öffnungen, die zum Trabeculum cribriforme und zum Schlemm'schen Kanal ausgerichtet waren (277).[33] Es wurden große druckabhängige Erweiterungen (Riesenvakuolen) mit transendothelialen Öffnungen

---

27 BILL (1965), S. 911.

28 BILL, SVEDBERGH (1972), S. 295.

29 INOMATA u. MITARBEITER (1972), S. 787.

30 ROHEN (1957), S. 325.

31 ETHIER u. MITARBEITER (1998), S. 2046.

32 BRAAKMAN & MITARBEITER (2014), 224, 225.

33 VAN DER ZYPEN, ROHEN (1969), S. 347.

(Poren) gefunden (60).[34] Riesenvakuolen stellen einzigartige zelluläre Organellen dar, die den transzellulären Flüssigkeitsweg bestimmen. Riesenvakuolen sind keine intrazellulären Strukturen, sie werden als Deformitäten der Innenwand aufgefasst; sie weisen eine Größe zwischen 0,6 und 3µ auf (43).[35] Riesenvakuolen entstehen, wenn der intraokulare Druck den episkleralen Venendruck übersteigt (5). Es wurde postuliert, dass eine biomechanische Belastung die Veränderungen im Endothel auslösen könnte (32).[36] Riesenvakuolen sind Erweiterungen parazellulärer Räume. Durch die Innenwandendothelien hatten sich parazelluläre Wege gebildet, durch welche Substanzen mit großem Molekulargewicht passieren konnten, beispielsweise Ferritin oder Makrophagen. Sowohl transzytoplasmatische als auch parazelluläre Abflusswege wurden nachgewiesen. Es handelt sich bei diesen zellulären Erweiterungen aber nicht um intrazelluläre Strukturen (57).

Poren standen meistens in Verbindung mit Riesenvakuolen, aber gelegentlich wurden sie auch in flachen Regionen der Innenwand festgestellt (59).[37, 38] Die Innenwand weist eine hohe hydraulische Durchlässigkeit mit einem niedrigen Strömungswiderstand auf.[39]

Eine interzelluläre Bewegung von den Ziliarfortsätzen zur Hinterkammer ist für kleine Moleküle und Ionen durch *„tight junctions"* zwischen den nichtpigmentierten Epithelzellen eingeschränkt. Für Plasmaproteine stellen die Endothelzellen der Kapillaren eine zusätzliche funktionelle Barriere dar. Aber Poren ermöglichen, dass Moleküle die Blut-Kammerwasser-Schranke passieren können (29).[40]

Das ungewöhnliche einschichtige Endothel der Innenwand weist folgende Besonderheiten auf: 1. Die Zellen sind untereinander durch *„tight junctions"* verbunden und liegen auf einer diskontinuierlichen Basalschicht. 2. Diese Zellschicht besitzt eine niedrige Strömungsresistenz. 3. Es bestehen transendotheliale Öffnungen (Poren) und druckabhängige Erweiterungen (Riesenvakuolen) (60).[41]

Zusätzlich zu Riesenvakuolen wurden membranbedeckte Miniporen entdeckt. Beobachtungen von Rohen und Lütjen-Drecoll (2001) zeigten, dass strukturelle Verbindungen zwischen Ziliarmuskel, Sklerasporn und trabekulärem Maschenwerk bestehen. Durch Kontraktion des Ziliarmuskels wird der Skleralsporn nach hinten gezogen, sodass sich die trabekulären Räume erweitern; dabei reduziert sich der Abflusswiderstand des Kammerwassers. Zusätzlich wies Tamm darauf hin, dass Zellen des Skleralsporns mit zahlreichen Aktinfilamenten mit elastischen und unelastischen Fasern des Skleralsporns verbunden sind. Elastische Skleralspornfasern weisen direkte Verbindungen zu elastischen Fasern des trabekulären Maschenwerks auf. Somit können Veränderungen des Zelltonus im Skleralsporn den Abflusswiderstand des Kammerwassers durch Änderung der Architektur des

---

34   ETHIER u. MITARBEITER (2002), S. 161.

35   DAUTRICHE u. MITARBEITER (2015), S. 967, 968.

36   BRAAKMAN & MITARBEITER (2014), S. 224, 225.

37   INOMATA (1972), S. 760–789.

38   ETHIER u. MITARBEITER (1998), S. 2046.

39   ETHIER (2002), S. 161.

40   BILL (1986), S. 149, 151.

41   ETHIER (2002), S. 161.

trabekulären Machenwerkes modulieren. Der Skleralsporn enthält Axone zur Innervation der Spornzellen und elastischen Fasern mit mechanosensiblen Nervenendigungen (264).[42]

4.5 Anatomischer Nachweis von Kollektorkanälchen

Der größte Teil des Kammerwassers verlässt den Schlemm'schen Kanal durch die Kollektorkanälchen innerhalb der Sklera (30). Bereits Schwalbe (195)[43] hatte sich mit dem Kammerwasserabfluss befasst. Er berichtete: *„Die vom Schlemm'schen Kanale direkt abtretenden und oben als Verbindungsäste bezeichneten Gefäße verlaufen [...] fast ausnahmslos in der Richtung nach außen und oben".* Zum Abfluss des Kammerwassers teilte Theodor Leber (146)[44] mit: *„Die Filtration erfolgt zunächst und hauptsächlich in die Gefäße des Circulus venosus oder Plexus ciliaris am Hornhautrande; von diesem gelangt die Flüssigkeit in die perforierenden Äste der vorderen Ziliarvenen und weiterhin in deren episclerale Verzweigungen".* Die peripheren Abflusswege wurden von Sondermann (230) als „Außenkanälchen" bezeichnet. Es sind ca. 30–35 „Sammelgefäße" (*„Collector channels"*), die peripher am Schlemm'schen Kanal entspringen und in den intraskleralen Gefäßplexus einmünden (179).[45]

Dvorak-Theobald (53, 54)[46] (Oak Park, Illin) fertigte Ausgusspräparate des Schlemm'schen Kanals und der ihn umgebenden Gefäße an. Der Kanal war durch Kollektorkanälchen mit dem tiefen skleralen Plexus verbunden. Die meisten der Venen anastomosierten mit dem tiefen Ziliarplexus. Es fanden sich 29 Kollektorkanälchen (12 auf der nasalen Seite und 17 auf der temporalen Seite), die mit dem Schlemm'schen Kanal und dem tiefen Ziliarplexus kommunizierten. Die Kollektorkanälchen wiesen unterschiedliche Größen und Durchmesser auf.

Bill (25) untersuchte den Schlemm'schen Kanal von enukleierten Affenaugen mit dem Scanning-Ellektronenmikroskop. An mehreren Stellen war die Außenwand durch perforierte Septen verdeckt. Diese Septen könnten nach Bills Ansicht vorteilhaft sein, da die Septen Verschlüsse der Kollektorkanälchen bei einem Druck der Innenwand des Kanals gegen die Außenwand verhindern könnten. Außerdem fand Bill, dass einige der Endothelzellen der Innenwand des Kanals länger als 70 µ waren. Die Endothelzellen lagen parallel zum Kanal. Etwa 30 % der vorgewölbten Strukturen im Endothelbereich wiesen sichtbare Öffnungen – mit einem Durchmesser von etwa 0.3–2 µ – zum Kanal auf.

Die Öffnungen der Kollektorkanälchen zeigten auch komplexe Veränderungen: Sie wurden als klappenartig (*„flaps"*) und brückenartig charakterisiert. Kollektorkanälchen mit komplexen Öffnungen dienen der Regulierung des Kammerwasserabflusses und stellen Verbindungen zwischen Innen- und Außenwand des Schlemm'schen Kanals her (20).[47]

---

42 TAMM (2009), S. 652–654.

43 SCHWALBE (1870), S. 308.

44 LEBER (1873), S. 105, 106.

45 ROHEN & UNGER (1959), S. 163.

46 DVORAK-THEOBALD (1934), S. 591, 592.

47 BENTLEY u. MITARBEITER (2016), S. 1153.

4.6   Der Weg des Kammerwassers

Kernspintomografische Untersuchungen mit Gadolinium als Kontrastmittel erfolgten durch Bert (22)[48] und Mitarbeiter. Sie stellten eine rasche Signalintensität nach intravenöser Gadoliniuminjektion im Ziliarkörper fest. Eine Signalverstärkung *(„enhancement")* des Kammerwassers mit einer Latenz von mehreren Minuten war zunächst im Iriswurzelbereich erkennbar, danach im Zentrum der vorderen Augenkammer. Der Glaskörper und der Linsenkern wiesen kein Enhancement auf. Ein gering zunehmendes Signal zeigte sich im Randbereich der hinteren Augenkammer; die Befunde sprachen für einen anterioren unidirektionalen Diffusionsweg im Auge. Auffälligerweise war das Enhancement der HInterkammer geringer ausgeprägt als dasjenige der Vorderkammer.

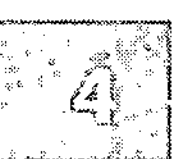

4.6.1   Unterschiede zwischen der Strömungsrichtung des Kammerwassers beim Kaninchen und beim Menschen

Hayreh (97)[49] wies bei Kaninchen nach, dass eine deutliche Strömung *(„significant flow of fluid")* vom Glaskörper aus nach hinten in den Bereich der A. centralis retinae innerhalb des Sehnervs bis in die Orbita vorhanden war, zusätzlich zu der nach vorne gerichteten Flüssigkeitsströmung in die Vorderkammer. Aber im Unterschied zu den Beobachtungen beim Kaninchen zeigte sich beim Menschen keine rückwärts gerichtete Kammerwasserbewegung. Diese bemerkenswerte und zu beachtende Beobachtung weist mit aller Deutlichkeit darauf hin, dass Befunde von Tierversuchen nicht immer auf die physiologischen Verhältnisse in Menschenaugen übertragen werden dürfen.

4.6.2   Intraokulare Flüssigkeitsbewegungen als Folge von Pulsationen des Blutdruckes

Die Flüssigkeitsbewegung im Auge wird durch Pulsationen des Blutes hervorgerufen. Der auf den Inhalt der Außenkanälchen aspiratorisch wirkende Blutstrom wirkt sich auf die Ziliarvenen aus. Infolge von Druckschwankungen im Außenkanälchen, bedingt durch den Pulsschlag, werden in der Systole minimale Mengen Flüssigkeit aus den Kanälchen abgegeben (Sondermann 255)[50] (Berlin).

Auf die Bedeutung von Gefäßpulsationen wies Kleinert (133)[51] hin. 28 % aller normalen Augen zeigten Pulsationserscheinungen in 17 % der sichtbaren Kammerwassergefäße. Beim Glaucoma simplex wurden deutlich weniger Pulsationen (14 % der Augen) der Kammerwassergefäße gefunden. Der Kammerwasserabfluss wird durch einen transitorischen

---

48   BERT u. MITARBEITER (2006), S. 5153.

49   HAYREH (1966), S. 123.

50   SONDERMANN (1932), S. 344, 345.

51   KLEINERT (1952), S. 608.

Anstieg des intraokularen Drucks während der Systole sowie durch Lid- und Augenbewegungen gefördert (121).[52] Hierdurch entstehen mikroskopisch festzustellende Deformitäten der elastischen Strukturen im trabekularen Maschenwerk und in den juxtakanalikularen Zellen sowie in den Endothelien der Innenwand des Schlemm'schen Kanals. Johnstone zitierte die Untersuchungen von Kleinert, der 196 pulsierende Kammerwasservenen in 111 normalen Augen, und in jedem von 18 Augen mit einem deutlichen okularen Puls infolge einer Aortenrückstauung, beobachtet hatte.[53]

4.6.3 Die alte, oft neu diskutierte Frage einer offenen Verbindung zwischen Vorderkammer und Schlemm'schem Kanal

■ **Kontroverse Auffassungen zwischen Schwalbe und Leber**

Schwalbe (195)[54] betonte, *„dass die Venen sich nicht durch Zerreißung irgendwelcher Teile, noch durch Filtration der Injektionsflüssigkeit füllen, dass sie vielmehr in direkter offener Kommunikation mit der vorderen Augenkammer stehen".*

Einen konstanten, leichten Übertritt von Berliner Blau und Suspensionsflüssigkeit aus der vorderen Augenkammer in die vorderen Ziliarvenen wurde von Heisrath (99)[55] festgestellt. Er betonte: [Wir müssen] *„uns für berechtigt halten, eine offene Kommunikation zwischen der vorderen Augenkammer und den vorderen Ziliarvenen als zweifellos bestehend anzunehmen".*

Demgegenüber lehnte Leber (145)[56] eine offene Verbindung aufgrund seiner Versuche mit einer Carminlösung strikt ab. Er hob hervor: *„Bei frischen Augen gelang es, dass der Farbstoff nicht durch offene Kommunikation, sondern nur auf dem Wege der Diffusion in die Gefäße gelangt sein konnte."* Auch im Jahr 1873 lehnte Leber erneut die Vorstellung einer offenen Verbindung ab (146).[57] Auch Carlo Staderini (257)[58] (Siena) meinte: *„Eine offene Verbindung zwischen Kammerraum und Blutgefäßsystem existiert ganz bestimmt nicht".*

Friedenwald (67)[59] wies erneut – wie bereits Leber (1871, 1873) – darauf hin, dass der Schlemm'sche Kanal nicht mit der Vorderkammer durch irgendwelche offenen Kanäle verbunden sein kann. Aber Friedenwald fand, dass Verbindungen des Schlemm'schen Kanals durch afferente Arteriolen und efferente kleine Venen mit dem intraskleralen Gefäßplexus am Limbus bestanden. Die kleinen Venen waren nach seinen Untersuchungen etwa viermal so häufig wie die Arteriolen. Die efferenten kleinen Venen – mehr als 20 – hatten

---

52 JOHNSTONE (2004), S. 421.

53 JOHNSTONE (2004), S. 429.

54 SCHWALBE (1870), S. 266.

55 HEISRATH (1880), S. 221.

56 LEBER (1871), S. 366.

57 LEBER (1873), S. 535.

58 STADERINI (1891), S. 120.

59 FRIEDENWALD (1936), S. 67, 68.

den Kanal mit dem intraskleralen Venenplexus in der Sklera im Limbusbereich verbunden. Die afferenten Arteriolen versorgten den intraskleralen Plexus. Sie entsprangen aus den Ziliararterien.

R. Sondermann (254)[60] (Berlin) fand in den Spaltlücken des Ligamentum pectinatum ein Kanälchen (*„Innenkanälchen"*), das mit dem Schlemm'schen Kanal in offener Verbindung stand. Es war mit Endothelzellen ausgekleidet. Unger & Rohen (274)[61] untersuchten die Innenwand des Schlemm'schen Kanals, indem das trabekuläre Maschenwerk tangential geschnitten wurde. Im äußersten Bereich der Trabeculae fanden sie endothelausgekleidete Röhrchen, die wahrscheinlich mit den Sondermann'schen Innenkanälchen identisch waren. Rohen und Unger (179)[62] charakterisierten die auch von ihnen nachgewiesenen Innenkanälchen. Diese erreichen meist eine Länge von 500–700µ und einen Durchmesser von 30µ. Sie verlaufen fast parallel zur Wand des Kanals, bis sie schließlich rechtwinklig in ihn einbiegen. Sie zeigten sich in Bindegewebslücken. Diese, als *„Sondermannsche Innenkanälchen"* bezeichneten, im Trabeculum corneo-sclerale liegenden Gefäßchen weisen eine geschlossene endotheliale Wandung auf.

Erneut erhoben Jules François (64)[63] und Mitarbeiter Befunde mit dem Nachweis einer offenen Verbindung. Sie hatten Thorotrast (Partikelgröße etwa 0,1 µ) in die Vorderkammer von Affenaugen und in enukleierte Menschenaugen injiziert und fanden: *„direct communication exists between the anterior chamber and Schlemm's canal".*

Aufgrund von Perfusionsexperimenten mit Suspensionen unterschiedlicher Partikelgrößen – und aufgrund von Literaturmitteilungen über mikroradiografische Untersuchungen – hielt Holmberg (108)[64] es für wahrscheinlich, dass direkte Kommunikationen zwischen der Vorderkammer und dem Schlemm'schen Kanal beim Menschen bestehen müssen. Holmberg (109)[65] stellte bei elektronenmikroskopischen Untersuchungen des Schlemm'schen Kanals und des Trabekelwerks offene Verbindungen zwischen der Vorderkammer und dem Schlemm'schen Kanal fest. Auch Iwamoto (114)[66] (Zürich) fand bei Untersuchungen des menschlichen Trabekelwerks einzelne *„Sondermann'sche Kanälchen".* Sie wiesen Verbindungen entweder zur Vorderkammer oder auch Kontakte zwischen Vorderkammer und Schlemm'schem Kanal auf.

- **Argumente gegen eine offene Verbindung zwischen Vorderkammer und Schlemm'schem Kanal**

Friedenwald (67)[67] sprach sich entschieden gegen eine offene Verbindung aus. Würde eine durchlässige Verbindung zwischen Vorderkammer und Kanal bestehen, dann wäre

---

60   SONDERMANN (1930), S. 535.

61   UNGER, ROHEN (1959), S. 209.

62   ROHEN, UNGER (1959), S. 162.

63   FRANCOIS u. MITARBEITER (1955), S. 500.

64   HOLMBERG (1959), S. 957.

65   HOLMBERG (1965), S. 367.

66   IWAMOTO (1967), S. 218.

67   FRIEDENWALD (1936), S. 70, 71.

der Proteingehalt im Kammerwasser erhöht. Friedenwald bezeichnete die sog. *„inneren Kanälchen"* Sondermanns als blinde Taschen *(„blind pockets")*, die von der Vorderkammer durch eine kontinuierliche endotheliale Wand getrennt sind. Friedenwald & Pierce (66)[68] (Baltimore) fanden, dass das Kammerwasser im Wesentlichen vom Ziliarkörper gebildet wird. Sie wiesen nach, dass die Proteine der Vorderkammer den Abfluss des Kammerwassers reduzieren können. Durch Erhöhung des intraokularen Druckes wurde der Schlemm'sche Kanal komprimiert, der sich dann wieder öffnete, wenn durch Kompression der Jugularvenen der venöse Druck im Kopf angestiegen war. Eine Stauung und eine Vasodilatation erhöhten den Abfluss des Kammerwassers. Das Kammerwasser wurde als ein Dialysat des Blutplasmas aufgefasst. Es wurde ein thermodynamisches Gleichgewicht mit dem Blut festgestellt. Friedenwald & Pierce meinten, dass die Blut-Kammerwasser-Schranke wie eine semipermeable Membran aufzufassen sei.

4.7 Untersuchungsbefunde in neuester Zeit (2010–2016)

4.7.1 Optical Coherence Tomography (OCT)-Untersuchungen

Mit der Entwicklung der hochauflösenden OCT-Bildgebungssysteme wurden Kammerwinkelstrukturen wie der Skleralsporn und die Schwalbe'sche Linie sowie der Schlemm'sche Kanal dreidimensional genauer beobachtet. Mit dieser modernen Technik konnten Veränderungen des vorderen Augenabschnitts, insbesondere ein Winkelverschluss besser nachgewiesen werden (155).

Der Schlemm'schen Kanal und die Kollektorkanälchen wurden bei 11 Normalpersonen mit der *„enhanced-depth imaging" (EDI)* und der *„OCT-B-Scan-Methode"* in vivo untersucht. Die Mikrostrukturen der Kollektorkanälchen wurden sichtbar dargestellt. Die Autoren stellten mit der Ultraschall-Biomikroskopie fest, dass der analysierte Bereich zwischen den untersuchten Personen erheblich variierte. Der Schlemm'sche Kanal war deutlich größer bei mehr nasal gelegenen als bei temporalen Kollektorkanälchen. Diese Befunde sind von klinischer Bedeutung, insbesondere für geplante drucksenkende Eingriffe (156). Genaue Untersuchungen der Anatomie der Kammerwinkelstrukturen sind bei der *„Microinvasive Glaucoma Surgery (MIGS)"* mit trabekulären *„Micro-Bypass-Stents"* zur Behandlung eines Offenwinkel-Glaukoms erforderlich (143).

4.7.2 Ultraschalluntersuchungen

Ultraschalluntersuchungen des Schlemm'schen Kanals ergaben einen durchschnittlichen Durchmesser von 121µ. Der Kanaldurchmesser war in hyperopen Augen größer als das Kanalkaliber in myopen Augen. Mit der Ultraschall-Biomikroskopie wurde ein deutlich kleinerer Durchmesser nachgewiesen als mit den früher gemessenen Durchmessern histopathologischer Studien (113).

---

68   FRIEDENWALD, PIERCE (1931), S. 160, 162.

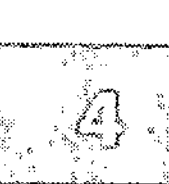

4.7.3 3D Darstellung der Strukturen des Kammerwasserabflusses

Die Kammerwasserabflusswege wurden mit der *„Spectral-domain Optical Coherence Tomographie"* (SD-OCT) verdeutlicht. Der Schlemm'sche Kanal, die Kollektorkanälchen, der tiefe und intrasklerale Venenplexus und die episkleralen Venen des Limbusbereiches wurden beobachtet. Bei einem erhöhten intraokularen Druck wurde ein Verschluss des Schlemm'schen Kanals festgestellt, da durch Druck und Kompression des trabekulären Maschenwerkes die Innenwand des Schlemm'schen Kanals gegen die Außenwand gedrückt worden war. Bei einem niedrigen intraokularen Druck wurde der Schlemm'sche Kanal nicht zusammengedrückt. Kleine sklerale Venen, die vom intraskleralen Venenplexus zum tiefen skleralen Venenplexus verliefen, wurden festgestellt (123).[69]

4.7.4 Angiografie der Kammerwasserwege

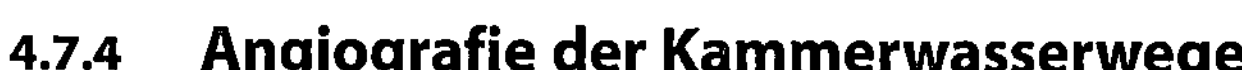

An sechs enukleierten menschlichen Augen wurden fluoreszenzangiografische und gleichzeitige OCT Untersuchungen durchgeführt. Die angiografischen Bilder waren von hoher Qualität, segmentale Muster wurden erkannt. Angiografisch positive Aufnahmen zeigten intrasklerale Lumina der OCT Bilder. Es wurde darauf hingewiesen, dass für chirurgische Eingriffe der segmentale Kammerwasserabfluss von Bedeutung ist, beispielsweise für die minimal invasive Glaukomchirurgie (MIGS).[70] Das segmentale Muster sollte bei einer trabekulären Bypass-Chirurgie berücksichtigt werden (186).

Fluoreszenz- und Indocyanin-grün-angiografische Untersuchungen an enukleierten Kuhaugen zeigten segmentale Kammerwasserabflusswege bei zusätzlicher OCT-Untersuchung zur Darstellung intraskleraler Gefäßlumina (110).

4.8 Die Kammerwasservenen („Aqueous veins")

Kammerwasservenen sind solche, die mehr oder weniger unverzweigt vom Schlemm'schen Kanal aus die größeren Venen der skleralen Oberfläche erreichen (179).[71]

4.8.1 Nachweise von Kammerwasservenen durch Ascher und Goldmann

Karl W. Ascher (8)[72] berichtete über Kammerwasservenen, die er zuerst im Jahr 1942 bei einem 35-jährigen Mann beobachtet hatte. Die Venen enthielten verdünntes Blut oder klare Flüssigkeit und stellten Verbindungen des Kammerwasserabflusses zwischen dem

---

69 KAGEMANN u. MITARBEITER (2011), S. 308.

70 Zur mikroinvasiven Glaukomchirurgie (MIGS) gehört beispielsweise das XEN-Implantat (Kombination des fistulierenden Prinzips mit mikroinvasiver Operationstechnik).

71 ROHEN, UNGER (1959), 163, 164.

72 ASCHER (1942), S. 1177.

Schlemm'schen Kanal und den konjunktivalen bzw. subkonjunktivalen Venen dar. Sie befanden sich am oder neben dem Limbus corneae.

Hans Goldmann (73)[73] hatte unabhängig von Ascher Kammerwasservenen (KWV) beobachtet. Er wies bei sechs Personen nach, dass nach Injektion einer Fluoresceinlösung blutkörperchenfreie KWV nicht fluoreszierten. Im Jahr 1947 stellte Goldmann (74) fest, dass die an der Augenoberfläche sichtbaren KWV geeignet sind, den Abflussdruck zu messen. Durch Druckausübung auf die Hornhautmitte beobachtete er die gerade sichtbare Verbreiterung des Kammerwasserfadens in einem lamellierten episkleralen Gefäß. Bei ca. 90 % der Personen waren die Abflussvenen an der Augenoberfläche sichtbar. Goldmann (75)[74] untersuchte die Fluoresceinkonzentration im Plasma und im Kammerwasser nach intravenöser Injektion einer Fluoreceinlösung beim Menschen: Eine Viertelstunde nach der Injektion von 4 cm^3 war die Plasmakonzentration rund 1000mal größer als die Konzentration im Kammerwasser. Sie betrug in den ersten Minuten etwa 1:10.000 im Plasma; in einer Stunde war die Plasmakonzentration auf etwa 1:100.000 abgesunken. Die Konzentration im Kammerwasser verhielt sich dann zu der im Plasma etwa wie 1:100. Bindehautgefäße fluoreszierten in der ersten halben Stunde nach der intravenösen Fluoresceininjektion sehr deutlich, aber die kammerwasserführenden Gefäße wiesen keine Fluoreszenz auf. In KWV erschien erst dort eine zarte Fluoreszenz, wo Blutgefäße in die KWV eintraten.

Blut kann von dem skleralen venösen Maschenwerk in den Schlemm'schen Kanal eindringen. Dass sich normalerweise kein Blut im Kanal befindet, kann durch den physiologischen Druckgradienten zwischen dem Kanal und den episkleralen Venen und durch anatomische Besonderheiten erklärt werden (10).[75]

An menschlichen enukleierten Augen wurde nach intravaskulären Tuscheinjektionen oder nach Anfertigung von Neoprenausgüssen beobachtet, dass KWV direkt vom Schlemm'schen Kanal entsprangen oder andere mit dem Kanal und mit dem skleralen Venenplexus direkt kommunizierten. Diese Untersuchungen bestätigten, dass direkte oder indirekte Verbindungen zum Schlemm'schen Kanal durch Wasservenen bestehen (268), (11).

---

73 GOLDMANN (1946), S. 344, 348. Er berichtete in der Einleitung seiner Publikation: *„Auf dem Schweizerischen Ophthalmologen-Kongress 1945 habe ich mitgeteilt, dass man in der großen Mehrzahl der Augen Normaler den Abfluss des Kammerwassers in den episkleralen Gefäßen in Form lammellierter Gefäße sehen kann. Indessen zeigte es sich, das K. W. Ascher schon 1942 Abflussgefäße an der Augenoberfläche als ‚Aqueous veins' beschrieben hat, die durchaus dem entsprechen, was ich später und unabhängig von ihm sah; nur haben wir diese Gefäße viel häufiger als er beobachtet, was wohl vor allem darauf zurückzuführen ist, dass wir unser Augenmerk auf die lamelläre Unterteilung der Gefäße, er auf die glasklare Flüssigkeit führenden Anfangsstücke des Abflusssystems legte, jene Stücke, die nur oder fast nur Kammerwasser enthalten. Diese Ascherschen Venen, wie ich sie nennen möchte, sehen auch wir nur in einem kleinen Prozentsatz [...] Ascher hat, ebenso wie ich später, eine Reihe von Kriterien mitgeteilt, die beweisen sollen, dass der glasklare Inhalt wirklich Kammerwasser ist."*

74 GOLDMANN (1949), S. 242.

75 ASCHER (1961), S. 143.

4.8.2   Blut im Schlemm'schen Kanal

Schwalbe (195)[76] zitierte aus Literaturangaben, insbesondere aus der Publikation von Iwanoff und Rollett (115), dass bei Erhängten häufig Blut im Schlemm'schen Kanal, aber auch bei *„Krankheiten aller Art"* beobachtet wurde. Aufgrund dieser Feststellungen sei angenommen worden, dass der Schlemm'sche Kanal ein Venensinus sein könnte. Schwalbe betonte aber, dass er in den von ihm untersuchten Augen nie Blut im Kanal gesehen hatte. Nach Schwalbes Vorstellung war der Schlemm'sche Kanal kein Blugefäß, sondern ein „Lymphbehälter". Leber (148)[77] hob hervor: *„Ich selbst habe gelegentlich bei Untersuchungen normaler wie pathologischer Augen so häufig etwas Blut im Circulus venosus angetroffen, dass ich an der Constanz der Blutfüllung während des Lebens nicht zweifeln kann".*

Bei Kontaktglasuntersuchungen sah Ascher (9)[78] Blut in den Schlemm'schen Kanal eintreten. Ascher sprach von dem *„gonioscopic-lens-rocking effect of Busacca".* Ascher nahm an, dass durch einseitige Druckausübung die Verbindung zwischen dem Kanal und den oberflächlichen Venen kurzfristig unterbrochen wird, sodass das Kammerwasser im Kanal zurückgehalten würde. Auf der entgegengesetzten Seite, auf die kein Druck ausgeübt wird, könnte Blut gleichzeitig in den Kanal einfließen. Kronfeld (Chicago) (138) beobachtete, dass Blut im Schlemm'schen Kanal bei plötzlichem intraokularem Druckabfall oder bei einer raschen Steigerung des venösen Druckes auftrat.

4.8.3   Experimente an Augen mit Kammerwasservenen

- **Änderung der Kammerwasserbewegung bei Druckausübung**

Ein starker Dynamometerdruck auf den Bulbus an glaukomdisponierten Augen führte zu einer rückläufigen Strömung in den KWV. Kleinert & Grün bezeichneten den Druck, bei dem das Blut einer episkleralen Vene in ein Kammerwassergefäß einfloss, als *„Kompensationsmaximum".*[79] Bei normalen Augen lag der – zur rückläufig führenden Strömung – ausgeübte Druck meistens bei über 150 g, hingegen war bei glaukomkranken Augen der Druck meist unter 100 g. Das Eindringen des Venenblutes in die Kammerwassergefäße gilt als ein reproduzierbares Kriterium (132).

Beim Ascher'schen Kompressionstest – dem *„Glasstabphänomen"* – an fluoresceingefüllten KWV wurde durch Abdrücken einer KWV der Kammerwasserstrom am Weiterfließen gehindert; es füllten sich sofort kapillare Anastomosen und kollaterale Gefäße. Über das perilimbale Kapillarnetz mündete das Kammerwasser in das Abflussgebiet einer benachbarten KWV. Auch das Randschlingennetz füllte sich mit fluoreszierendem Kammerwasser. Unterschieden wurde das positive Glasstabphänomen (*„Kammerwasser-Einflussphänomen"*), bei dem der Gefäßbezirk proximal der Kompressionsstelle gefüllt blieb,

---

76 SCHWALBE (1870), S. 311.

77 LEBER (1895), S. 248.

78 ASCHER (1952), S. 11.

79 Seidel, 1922, (XVII. Mitteilung) hatte auf eine druckabhängige Umkehr des Venenflusses hingewiesen, indem er beobachtete, dass bei erhöhtem intravenösem Druck Blut aus den Venen in die Vorderkammer floss.

vom negativem Glasstabphänomen („*Bluteinflussphänomen*"), bei dem es keinen Blutrückfluss in den Schlemm'schen Kanal gab, da das Blut in die KWV zum Limbus hin floss (134).

KWV verlaufen relativ geradlinig. Nach Injektion einer Indogokarminlösung (1 %ig) in die Vorderkammer eines Kaninchenauges zeigte sich bei einer künstlich herbeigeführten Drucksteigerung – bzw. einer Drucksenkung – eine Änderung der Strömungsrichtung in den Kammerwassergefäßen und den lamellierten Venen. Es wurde damit festgestellt, dass Strömungsrichtung und Inhalt der KWV von den jeweiligen Druckverhältnissen „*gesetzmäßig*" abhängig sind (281).

4.8.4　Kammerwasservenen beim Hornhautleukom

Eine aus der Tiefe der Hornhautmitte austretende, lamellierte KWV war bei einem vaskularisierten Hornhautleukom im Narbengebiet der Conjunctiva bulbi mit episkleralen Gefäßen verbunden. Es wurde eine direkte venöse Kommunikation zwischen Vorderkammer und Hornhaut angenommen. Sieben Minuten nach Injektion einer 10 %igen Fluoresceinlösung war das Blut dieser Vene grünlich verfärbt. Nach dem Tropfen einer 2 %igen Pilokarpinlösung entstanden innerhalb von 20 Minuten eine auffallend starke Verbreiterung der Kammerwasserlamellen und – schlagartig – eine Steigerung der Strömungsgeschwindigkeit. Ein Tropfen Suprareninum hydrochl. 1:1000 in den Bindehautsack erzeugte eine deutliche Reduktion des Blutanteils in der lamellierten Vene (157). Auch Wegner & Intlekofer (281) beobachteten im Zentrum eines leukomatösen Hornhautstaphyloms eine ungewöhnlich große, vierfach gestreifte Kammerwasservene. Durch leichten Druck mit dem Ophthalmodynamometer ließ sich fast alles Blut aus den Wasservenen treiben.

4.9　Widerstand des Kammerwasserabflusses

Druckmessungen in den episkleralen Venen, dem Schlemm'schen Kanal und dem trabekulären Maschenwerk erfolgten mit einer Mikropunkturtechnik mit Mikrokanülen (Durchmesser der Spitze 5μ). Etwa 90 % des Abflusswiderstands war zwischen Vorderkammer und Schlemm'schem Kanal in Affenaugen lokalisiert. 50 % des Widerstandes zeigte sich nahe der Innenwand des Kanals. Es bestand nur ein geringer Druckunterschied zwischen dem Kanal und den episkleralen Venen (160). In einer weiteren Publikation fanden Mäepea & Bill, dass bei Druckmessungen im Bereich des Schlemm'schen Kanals 75 % des Widerstandes zwischen der Vorderkammer und dem Schlemm'schen Kanal innerhalb von 14μ lokalisiert war, etwa 50 % des Widerstandes befand sich in der Region 7 bis 14μ vom Kanal entfernt (161).

In normalen Augen wurde ein auffallend hoher Druckabfall von etwa 6 mm Hg über eine kurze Distanz von weniger als einem Millimeter nachgewiesen; in Glaukomaugen kann er wesentlich höher sein, bis zu 40 mm Hg (117).[80]

Der Bereich des Abflusswiderstandes des Kammerwassers befindet sich entweder in den Zellen der endothelialen Begrenzung der Innenwand des Schlemm'schen Kanals oder

---

80　JOHNSON & KAMM (1983), S. 320.

sehr nahe in diesem Areal, insbesondere im Bereich des juxtakanalikulären Bindegewebes des trabekulären Maschenwerks (161). Auf die distale Lokalisation im Abflusswegsbereich, insbesondere auf die Kollektorkanälchen, die eine Behinderung des Kammerwasserabflusses darstellen, wurde entschieden hingewiesen (263). Die subendotheliale Region des juxtakanalikulären Maschenwerks – mit einer Dicke von etwa 2μ – wurde als ein „*locus generis*" des Widerstands des Kammerwasserabflusses angesehen (250). Die Durchströmung mit Kammerwasser wird von Riesenvakuolen reguliert bzw. von den Endothelzellporen des Schlemm'schen Kanals und in der direkten 10-μ Nachbarregion des juxtakanalikulären Gewebes (58), (119). Der Strömungswiderstand besteht entweder in der extrazellulären Matrix des juxtakanalikulären Bindegewebes oder in den Basalmembranen des Schlemm'schen Kanals (119).[81]

In enukleierten Augen gelang es, durch eine Retroperfusion bei negativem Druck (–0.75 mm Hg), von den limbalen Gefäßen aus Substanzen wie Glutaraldehyd durch die Kollektorkanälchen bis in den Schlemm'schen Kanal zu befördern. Mit Glutaraldehyd wurde eine Reduktion der Kammerwasserströmung erzeugt (58).

Der Abflusswiderstand in normalen Augen wurde bei einer geringen Porenschranke von durchschnittlich einer Pore mit einem Durchmesser von 2μ alle 0.01 mm^2 gefunden (162). Nach Entfernung des trabekularen Maschenwerks in enukleierten menschlichen Augen wurde berechnet, dass das trabekuläre Maschenwerk für ca. <u>75 %</u> des Gesamtwiderstandes des Flüssigkeitsabflusses aus der Vorderkammer verantwortlich war (78).

4.9.1 Unterschiedliche Regionen des Abflusses

Ein erhöhter intraokularer Druck wird in erster Linie durch einen erhöhten Widerstand des Kammerwasserabflusses in der juxtakanalikulären Region des trabekulären Maschenwerks hervorgerufen. Der Widerstand des Kammerwasserabflusses war „segmental" unterschiedlich ausgeprägt. Regionen mit relativ hoher, weniger starker und niedriger Strömung des Kammerwasserabflusses wurden festgestellt (41), (278). Die extrazelluläre Matrix im Bereich des trabekulären Maschenwerks trägt zur Druckregulierung und einer Homöostase, also einem physiologischen Gleichgewicht des Augendrucks, bei. Es wurden vermehrt Gene der extrazellulären Matrix in Regionen mit hoher Strömung nachgewiesen (278). Ein großes Proteoglykan „*Versican*" befindet sich im trabekulären Maschenwerk und wird als eine zentrale Komponente des Abflusswiderstandes angesehen (126).

■ **„*High and low flow*"-Kammerwasserbereiche**

Im trabekulären Maschenwerk werden Regionen mit unterschiedlicher Fließgeschwindigkeit *(„high and low flow")* unterschieden (41). Die Kollektorkanälchen und die distalen Abflussregionen behindern im Wesentlichen den Kammerwasserabfluss. Der größte Teil des Kammerwassers verlässt den Schlemm'schen Kanal durch die Kollektorkanälchen innerhalb der Sklera; somit gehören die Kollektorkanälchen zur „*high flow*" Region (30).

---

81 JOHNSON (2006), S. 545.

4.9.2   Regionale Unterschiede der Füllungszeiten eines Auges

Mit Canalogrammen wurde die erste Füllungszeit pro Quadrant in Schweineaugen ermittelt. Die Messungen ergaben eine signifikant schnellere Füllung in den inferonasalen und superonasalen Quadranten, verglichen mit dem superotemporalen und dem inferotemporalen Quadranten (158).[82]

4.10   Entstehung des primären Offenwinkelglaukoms durch Abflussbehinderungen

4.10.1   Das trabekuläre Maschenwerk unter dynamischem Einfluss

Brandt & O'Donnell (Davis, Calif.) (34) verglichen die Kenntnisse über die Glaukomenstehung zu Beginn mit denen am Ende des 20. Jahrhunderts: Am Anfang des Jahrhunderts wurde das Glaukom als eine Störung des Kammerwasserabflusses aufgefasst. Gegen Ende des 20. Jahrhunderts wurde das trabekuläre Maschenwerk als dynamisches Gewebe erkannt mit Ionentransport sowie einem Zellskelett und einer extrazellulären Matrix, die alle gemeinsam an der Regulierung des Kammerwassers beteiligt sind. Die beiden Autoren argumentierten, dass die Zellen des trabekulären Maschenwerks mit dem Na-K-Cl Cotransport die Kammerwasserpermeabilität und das intrazelluläre Volumen regeln.

4.10.2   Zur Frage der Entstehung des primären Offenwinkelglaukoms

In einer mikroskopischen Studie wurden die Kammerwasservenen glaukomatöser Augen untersucht. Bei einigen Patienten mit einem chronischen Glaukom wurde angenommen, dass eine sekundäre Hypertrophie und Sklerose zum Verschluss der Venen mit einer Behinderung des Kammerwasserabflusses geführt hatte (55).[83]

4.10.3   Vergleich des Schlemm'schen Kanals zwischen Nicht-Glaukomaugen und Augen mit primärem Offenwikelglaukom

- **Geringere Porenzahl in Augen mit einem primären Offenwinkelglaukom (POWG)**

Eine Abnahme des Durchmessers der Poren der Endothelzellen im Schlemm'schen Kanal kann zum Offenwinkelglaukom führen (162).

Untersuchungen der Innenwand des Schlemm'schen Kanals ergaben, dass weniger Poren in Augen mit einem POWG vorhanden waren als in Augen mit normalem Druck. Poren in

82   LOEWEN u. MITARBEITER (2016), S. 14.

83   DVORAK.THEOBALD u. MITARBEITER (1956), S. 20.

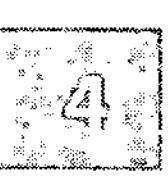

Glaukomaugen waren auch ungleichmäßig verteilt (2), (118).[84] Es bestand eine deutliche Reduktion des Filterareals im Schlemm'schen Kanal bei Augen mit einem POWG im Vergleich zu normalen Augen. Die Dimensionen des Schlemm'schen Kanals waren in Augen mit einem POWG signifikant kleiner als diejenigen in normalen Augen (3).[85] In Augen mit einem POWG wurde eine erhöhte Anzahl von Kollektorkanälchen festgestellt (25).

Nicht-Glaukomaugen wiesen ein großes Volumen des Schlemm'schen Kanals und große Öffnungen der Kollektorkanälchen bei einem Perfusionsdruck von 10 mm Hg und 20 mm Hg auf. Die Öffnungen der Kollektorkanälchen und der Durchmesser dieser Kanälchen waren weiter bei Perfusionsdrucken von 10 mm Hg, verglichen mit solchen von 20 mm Hg. Hieraus wurde geschlossen, dass die Kompensationsmechanismen bei erhöhtem Druck eines POWG reduziert sind (95).

4.10.4 Altersveränderungen

Rohen (180) untersuchte 75 enukleierte Augen von Menschen unterschiedlicher Altersgruppen. Er berichtete, dass die tiefen Gewebsschichten des Endothels sich von dem korneoskleralen Maschenwerks unterschieden. Diesen speziellen Bereich des trabekulären Maschenwerks bezeichte Rohen als *„cribriformes"* Maschenwerk. Dieses fibröse Maschenwerk wurde ab dem 56. Lebensjahr zunehmend dichter.

■ **Versteifung des Gewebes der Innenwandregion des Schlemm'schen Kanals**

Der Abflusswiderstand in der Innenwand des Schlemm'schen Kanals und im Bereich des juxtakanalikulären Bindegewebes in Augen mit einem POWG war höher als normal. In nicht-glaukomatösen Augen ist der Abflusswiderstand durch Lockerung kontraktiler myofibroblastenartiger Zellen im trabekulären Maschenwerk und im benachbarten Skleralsporn herabgesetzt. Eine Zunahme des Widerstands wurde durch strukturelle und funktionelle Veränderungen kontraktiler Myofibroblasten erklärt. Es zeigte sich eine Zunahme des Actin-Zytoskeletts und der umgebenden fibrillären extrazellulären Matrix. Hierdurch bildete sich eine allgemeine Versteifung der Innenwandregion des Schlemm'schen Kanals und des juxtakanalikulären Bindegewebes mit einer Erhöhung des Abflusswiderstandes (265).

4.11 Nachweis eines uveoskleralen Abflusses beim Menschen

4.11.1 Zur Unterscheidung zwischen „konventionellem" und „unkonventionellem" Kammerwasserabfluss

Der *„konventionelle"* Abfluss erfolgt von der Vorderkammer aus durch das trabekuläre Maschenwerk und den Schlemm'schen Kanal, die Kollektorkanälchen zu den episkleralen Venen. Etwa 75–80 % des Kammerwassers floss durch den konventionellen Weg ab, der

84 ALLINGHAM u. MITARBEITER (1992), S. 1661.

85 ALLINGHAM u. MITARBEITER (1996), S. 101.

Rest über den Uveoskleralen Weg (163). Der Widerstand im konventionellen Abflussweg wird durch eine Blockierung der Innenwand des Schlemm'schen Kanals und der Kollektorkanälchen hervorgerufen (165, 166).

Bei Patienten mit einer Uveitis blockieren Zellen, Proteine und Zelltrümmer den konventionellen Abflussweg. Da die Kammerwasserproduktion bei Uveitis auf etwa die Hälfte reduziert wird und eine deutliche Zunahme des Abflusses auf unkonventionellem Weg eintritt, zeigt sich eine deutliche Bulbushypotonie.

Mehr als 80 % des konventionellen Abflusswegs, untersucht mit radioaktiv markiertem Albumin an Affenaugen, drang durch Poren des Kanalendothels mit einem Durchmesser von > 0.16 μ (23).[86] Der *„unkonventionelle"* Kammerwasserabfluss erfolgt durch den uveoskleralen Weg (161).

Schwalbe (195)[87] berichtete: *„In einem Falle gelang es mir auch durch Injektion in den Perichorioidalraum nach vorhergehender Anfüllung der vorderen Augenkammer mit der Lösung von Berliner Blau einen Ausfluss der letzteren Masse durch die Venen zu erzielen."* Theodor Leber (149)[88] beobachtete, dass – nach intraokularer Injektion einer Tuschesuspension – der Farbstoff in die Maschenwerke des Fontana'schen Raumes, den Ziliarkörper und den vordersten Abschnitt der Chorioidea eintrat.

Leber (149)[89] teilte außerdem mit: *„Bei eigenen Versuchen, bei denen ich unter konstantem Drucke mit Indigcarmin gefärbte physiologische NaCl-Lösung in den Perichorioidealraum von Schweins- und Kalbsaugen injizierte, habe ich die Flüssigkeit sehr leicht und rasch, schon bei geringerem als dem normalen Augendrucke und ohne alle Nebenverletzungen neben den Venae vorticosae hervortreten sehen; ich muss daher Schwalbe beistimmen, dass hier ein Abfluss aus dem Perichorioidealraum gegeben ist."*

Bei Affenexperimenten wurde festgestellt, dass ein Teil des Kammerwasserabflusses, in dem Proteine enthalten waren, auf *„unkonventionellem"* Wege über die vordere Uvea und Suprachorioidea erfolgte (24).

Der Suprachorioidalraum wird in einen *Uveoskleral*weg von der Sklera aus in die orbitalen Venen und in einen *Uveovortex*weg, der über die Chorioidea zu den Vortexvenen führt, aufgeteilt. Der unkonventionelle Abflussweg ist druckintensiv. Johnson und Mitarbeiter meinten, dass die Ausdrücke *„uveoscleral"* und *„pressure-induced flow"* zu inkorrekten Folgerungen führen könnten; sie empfahlen für den unkonventionellen Abfluss den Ausdruck *„non-trabecular"* zu verwenden (120).[90]

Durch den unkonventionellen Abflussweg, also durch die vordere Uvea, die Suprachorioidea und Sklera, wurde an Affenaugen festgestellt, dass durchschnittlich 25 % oder mehr der gesamten Kammerwassermenge abfloss (24).[91]

An enukleierten menschlichen Augen mit radioaktiven Albuminlösungen wurde nachgewiesen, dass das Kammerwasser aus der Vorderkammer zur vorderen Uvea und weiter

---

86 BILL (1965), S. 911.

87 SCHWALBE (1870), S. 352.

88 LEBER (1903), S. 284.

89 LEBER (1903), S. 295.

90 JOHNSON (2016), S. 15.

91 BILL, HELLSING (1965), S. 924.

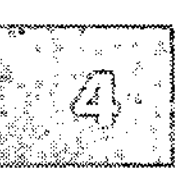

in den suprachorioidalen Raum und schließlich durch perivaskuläre Spalten durch die Sklera fließt. Atropin bewirkte eine Abflussbeschleunigung. Nach Pilokarpininjektion kontrahierte sich der Ziliarmuskel, sodass der uveosklerale Abfluss sistierte. Die Menge des uveoskleralen Kammerwasserabflusses betrug 4 % bzw. 14 % in zwei nichtglaukomatösen Augen, die keine Pharmaka erhalten hatten. Bei atropinisierten Augen wurde ein uveoskleraler Abfluss von 4–27 % der gesamten Abflussmenge festgestellt (26).[92] Pilokarpin reduzierte die Sekretion in den isolierten Ziliarfortsätzen bei Kaninchen und setzte somit die Kammerwasserproduktion herab. Auch Atropin schien die Sekretion in isolierten Ziliarfortsätzen zu vermindern (28).[93]

Parasympathomimetisch wirkende Medikamente verstärken den Abfluss des trabekulären Maschenwerks. Da das trabekuläre Maschenwerk nicht mit Blut versorgt wird, wurde angenommen, dass Pilokarpin indirekt auf den Ziliarmuskel wirkt. Hingegen senken Parasympatholytika den Abfluss des Kammerwassers (174).

Die uveoskleralen Abflusswege wurden in den vergangenen Jahren in der medikamentösen Glaukombehandlung besonders beachtet. Drucksenkende Medikamente wie Prostaglandine wirken fördernd auf den uveoskleralen Kammerwasserabfluss.

---

92   BILL, PHILLIPS (1971), S. 279, 280.

93   BIL (1975), S. 411, 412.

Erich Seidels Publikationen zu unterschiedlichen ophthalmologischen Krankheiten

© Springer-Verlag GmbH Deutschland, ein Teil von Springer Nature 2018
D. Schmidt, *Forschungsgeschichte der Kammerwasserphysiologie*,
https://doi.org/10.1007/978-3-662-57749-3_5

5.1 Verbesserte Technik zur Lokalanästhesie bei Augenoperationen

Seidel veröffentlichte wegweisende Arbeiten zur Lokalanästhesie bei Augenoperationen. Er verbesserte die damals üblichen Anästhesiemethoden (1913–1916).

5.1.1 Verbesserung bei Exenteratio und Enucleatio bulbi im Jahr 1911

Im Jahre 1911 beschrieb Seidel eine Modifikation der Siegristschen Methode der Lokalanästhesie bei Exenteratio und Enucleatio bulbi (197). Eine Verbesserung der vorherigen Technik war erforderlich, da die Patienten, insbesondere bei der Durchschneidung des N. opticus bei den früheren Methoden über Schmerzen geklagt hatten.

Nach einer intensiven Oberflächenanästhesie mit einer 10 %igen Kokainlösung wurde eine 1 %ige Novokainlösung (mit einem Adrenalinzusatz) 4 mm vom Limbus entfernt zirkumkorneal unter die Conjunctiva bulbi injiziert. Danach wurde mit einer 5 cm langen Hohlnadel einer 2 ccm fassenden Rekordspritze oben, unten, nasal und temporal in die Bindehaut eingestochen und unter anhaltendem Druck auf den Spritzenstempel das Anästhetikum langsam nach hinten in einen Bereich zwischen Foramen opticum und Sehnerveneintritt injiziert. 20 Minuten später konnte die Operation ohne die geringste Schmerzempfindung des Patienten ausgeführt werden.[1]

5.1.2 Neue Methode der Lokalanästhesie im Jahr 1913

Bereits zu Beginn seiner Heidelberger Assistentenzeit empfahl Seidel Verbesserungsvorschläge zur Lokalanästhesie bei einer Exenteratio orbitae (201). Er hatte bereits eine eineinhalbjährige Erfahrung mit dem von ihm ausgearbeiteten Verfahren, bei dem er mit 1 %igem Novocain die sensiblen Orbitanerven anästhesierte. Die Nadel führte er entlang des Verlaufs des N. supraorbitalis, des N. nasociliaris und längs des N. subcutaneus malae. Hierzu waren mehrere Einstiche am oberen Orbitalrand, an der Austrittsstelle des N. infraorbitalis und an der lateralen Orbitalwand erforderlich. Infolge dieser ausgiebigen und intensiven Gewebsinfiltration wurde die Exenteration ca. eine halbe Stunde nach den Injektionen schmerzfrei ausgeführt.[2]

5.1.3 Geänderte Methode im Jahr 1915

Eine neue Methode zur Anwendung bei Enukleationen und Exenterationen beschrieb Seidel im Jahr 1915 (204). Seidel führte die Injektionsnadel von unten außen, nach einem Einstich unter dem Jochbein entlang der hinteren Wand des Oberkiefers durch das hintere

---

1   SEIDEL (1911), S. 330.
2   SEIDEL (1913), S. 196, 197.

Drittel der Fissura orbitalis inferior in die Orbita ein. Er bezeichnete diese Methode als eine indirekte Leitungsanästhesie, da alle sensiblen Nervenstämme und das Ganglion ciliare nicht direkt getroffen wurden. Infolge der hohen Konzentration des Anästhetikums wurde eine *„erhebliche Fernwirkug"* durch Diffusion erreicht. Novocain drang in die einzelnen Nerven und Nervenscheiden ein. Das Wesentliche dieser Methode bestand darin, dass ein Novocain-Adrenalin-Depot nahe der Orbitaspitze entstand, von dem aus Gewebe und Nerven ausreichend anästhesiert wurden.[3]

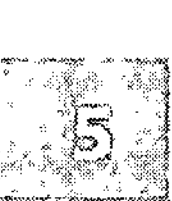

5.1.4 Lokalanästhesietechnik bei Tränensackexstirpationen

Zur Exstirpation wurde der Tränensack langsam ausgedrückt und mit einer 2 %igen Novocainlösung, mit zusätzlichem Adrenalin gefüllt und ausgespült. Danach erfolgten eine obere Injektion, vom oberen Oberlid aus, und eine untere orbitale Injektion, vom unteren Orbitalrand aus (203).

Dabei kam es darauf an, die Nervenleitung zwischen Foramen ethmoidalis anterior et posterior zu unterbrechen, um gleichzeitig eine Anästhesie im Gebiet des vorderen Ethmoidalnerven, also der vorderen Nasenschleimhaut zu erhalten.[4]

5.1.5 Lokalanästhesie bei der Krönleinschen Operation (Resektion der äußeren Orbitalwand)

Die äußere knöcherne Orbitalwand wird mit sensiblen Nervenfasern des 1. und 2. Astes des N. trigeminus versorgt. Die Anästhesierung erfolgte in zwei Abschnitten.

Zunächst wurde eine hochprozentige Novokain-Adrenalinlösung, der Ausdehnung des zu resezierenden Knochenstückes entsprechend, im Bereich der lateralen Orbitalwand injiziert. Dabei wurde die Injektionsnadel am äußeren oberen Orbitawinkel eingestochen, und nacheinander wurde die Lösung in das vordere, mittlere und hintere Drittel der unteren Orbitalspalte injiziert. Im zweiten Teil der Anästhesierung wurde unter Sicht der Optikusbereich nahe der Orbitaspitze mit Novokain-Adrenalinlösung umspritzt, wodurch alle Ziliarnerven einschließlich des Ganglion ciliare getroffen wurden.[5]

5.2 Seidels Publikationen zu Phakomatosen

■ **Beobachtungen zur Angiomatosis retinae**

Seidel hat 1912 erstmals auf zerebrale Veränderungen bei Patienten mit Angiomatosis retinae hingewiesen. Lindau hat seine Befunde über Kleinhirnzysten bei Patienten mit

---

3   SEIDEL (1915), S. 417.

4   SEIDEL (1914), S. 187, 188.

5   SEIDEL (1916), S. 302, 303.

retinalen Angiomen erst im Jahr 1927 veröffentlicht (190). Seidel gehörte zu den ersten Autoren, die über eine hereditäre Ursache der Angiomatosis retinae berichteten.[6]

5.2.1 Bericht über ein retinales Angiom in Kombination mit einer Kleinhirnzyste bei zwei Brüdern (1912)

Ein 32jähriger Mann mit Kopfschmerzen, Schwindel und Erbrechen wies in der Netzhautperipherie verdickte Netzhautgefäße um einen *„hellleuchtenden roten, deutlich prominenten Tumor"* auf (198). Es bestand eine Papillenschwellung bei einer Kleinhirnzyste, die mehrfach punktiert wurde. Der Patient starb an den Folgen des Hirntumors. Auch sein Bruder war an einem Hirntumor gestorben.

5.2.2 Erneute Mitteilung über familiäres Auftreten einer Angiomatosis retinae mit einem zerebralen Tumor. Bericht über ein mikroskopisch nachgewiesenes Frühstadium von retinalen Angiomen

Seidel berichtete 1932 über die Tochter eines bereits von v.Hippel publizierten Patienten, der eine typische Angiomatosis retinae aufgewiesen hatte. Auch der Bruder der Patientin wies eine Angiomatisis retinae auf. Seidel hatte die Papillenveränderung der damals neunjährigen Tochter seit 1916 beobachtet. Die Patientin starb unter zerebralen Erscheinungen im Alter von 22 Jahren. Seidel hatte bei dem neunjährigen Mädchen eine *„angeborene Anomalie"* der linken Papille beobachtet, die sich aber 11 Jahre später (1927) vergrößert hatte. Es zeigte sich eine gelblichweiße Auflagerung mit zahlreichen feinsten Gefäßen der temporalen Papillenhälfte. Im Jahr 1929 hatte sich die Papille erneut verändert, da eine Stauungspapille entstanden war. Ein Hirntumor konnte nicht mehr entfernt werden, da während des neurochirurgischen Eingriffs eine starke intrazerebrale Blutung auftrat, die zum Tod der Patientin führte. Die Autopsie der Frau ergab neben einem Angiom der Nebeniere, einem Zystadenom der Niere und zystischen Tumorbildungen des Gehirns einen besonderen Augenbefund. Die Retina des rechten Auges wies an zwei Stellen flache Neubildungen von mikroskopischkleinen Tumoren auf. Sie lagen in der Nervenfaserschicht der Retina und verdrängten die innere Körnerschicht nach außen. Die Tumore bestanden aus einem Konvolut zahlreicher Kapillaren. Am linken Auge fand sich ein kleiner Tumor, der alle Schichten der Netzhaut einnahm und ebenfalls aus Kapillaren bestand. Seidel betonte, dass es sich hierbei um die erste Beobachtung eines anatomisch nachgewiesenen Frühstadiums retinaler Angiome handelte.[7]

---

6   SCHMIDT (2006), S. 30.
7   SEIDEL (1932), S. 535, 539.

5.2.3 Beobachtung einer tuberösen Sklerose bei einer 14jährigen Patientin

Das rechte Auge war erblindet. Das linke Auge wies eine Sehschärfe von 1/3 der Norm auf. Der Augenhintergrund zeigte eine rückläufige Stauungspapille mit atrophischen Veränderungen. In der Netzhaut fanden sich hellgelbe Tumoren, die von einigen Augenärzten für Cysticercus oder auch für tuberkulöse Veränderungen der Netzhaut gehalten wurden. Da die Patienten im Gesicht die charakteristischen Veränderungen eines Adenoma sebaceum aufwies, stellte Seidel die Diagnose einer tuberösen Sklerose (Morbus Bourneville).[8]

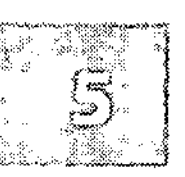

5.3 Untersuchungen zur physiologischen Optik

5.3.1 Zur Skiaskopie (1916)

Seidel berichtete über die klinische Bedeutung der skiaskopischen Untersuchung bei Patienten mit einer Akkommodationsparese, die bei Patienten durch Simulation vorgetäuscht war (206). Mit der Skiaskopie gelang es ihm nachzuweisen, dass eine regelrechte Akkommodationsbreite bestand.[9]

5.3.2 Untersuchungen zur Akkommodation

■ **Untersuchungen an albinotischen Menschenaugen**

Seidel führte Untersuchungen an albinotischen Menschenaugen durch. Er leuchtete mit dem Augenspiegel in die Augen bei abwechselndem Fern- und Nahblick. Bei der Akkommodation auf einen 10 cm entfernten Punkt beobachtete er, dass der Linsenäquator sich langsam zur Augenachse hin geringfügig zusammenzog. Alle äquatorialen Durchmesser verringerten sich bei der Akkommodation um einen geringen Betrag von ca. 1 mm. Bei anschließendem Fernblick vergrößerte sich wieder der Linsenäquator.[10]

Am atropinisierten Auge war keine Verkleinerung des äquatorialen Linsendurchmessers festzustellen.

Seidel beobachtete außerdem, dass sich während der Akkommodation alle Ziliarfortsätze um einen minimalen Betrag der Augenachse näherten, ohne jedoch den Linsenrand zu erreichen. Beim Fernblick zogen sich die Ziliarfortsätze wieder zurück. Mit diesen Versuchen hatte Seidel nachgewiesen, was Helmholtz bereits angenommen hatte, nämlich dass sich die Linse während der Akkommodation im queren Durchmesser verkürzen müsse.[11]

---

8   Bei den Netzhauttumoren handelte es sich wohl um Astrozytome wie sie typischerweise bei diesem Krankheitsbild auftreten.

9   SEIDEL (1916), S. 425, 426, 429.

10   SEIDEL (1938), S. 28.

11   SEIDEL (1938), S. 29.

5.4 Kasuistiken

5.4.1 Zur Salvarsanwirkung bei luetischen Augenleiden (1911)

Von 12 mit Salvarsan behandelten Patienten, die eine Keratitis parenchymatosa aufwiesen, zeigte sich bei neun Patienten eine floride Entzündung. Sieben dieser neun Patienten zeigten einen deutlichen therapeutischen Behandlungserfolg (196).

Bei vier von sechs Patienten mit einer Iritis zeigte sich eine deutliche Besserung der Entzündung unter der Behandlung.[12]

5.4.2 Spontan entstandenes isoliertes Sehnervenscheidenhämatom (1913)

Seidel berichtete über eine 56 Jahre alte Frau mit plötzlicher Sehminderung des linken Auges. Ein halbes Jahr zuvor hatte sie einen Schlaganfall mit Hemiparese links erlitten (199).

Es zeigte sich eine prominente Papille links mit verbreiterten Venen und peripapillären flächenhaften Blutungen. Der Blutdruck war auf 250 mm Hg erhöht. Nach ca. einem halben Jahr bestand eine Papillenatrophie mit hochgradiger Sehminderung. Aufgrund von Literaturberichten mit ähnlichen Krankheitsverläufen vermutete Seidel, dass es sich um ein Optikusscheidenhämatom gehandelt haben könnte.[13]

5.4.3 Bericht über einen traumatischen Astigmatismus bei Schielamblyopie des Partnerauges: Visusbesserung bei einem Erwachsenen (1913)

Nach einer perforierenden Bulbusverletzung zeigte sich ein Astigmatismus von 14 dpt des rechten Auges eines 24jährigen Mannes mit einer Schielamblyopie des linken Auges (200). Durch Gläserkorrektur des astigmatischen Auges besserte sich der Visus von 1/3 bis auf 2/3. Der Patient sah nach der Verletzung des rechten Auges nur mit dem linken Auge. In dieser Zeit besserte sich der Visus des linken Auges deutlich von „Fingerzählen" innerhalb von 3 Monaten auf 1/10 und nach 6 Monaten auf 1/5. Dieses Beispiel zeigt, dass eine Schielamblyopie sich auch noch im Erwachsenenenalter durch Okklusion des Partnerauges deutlich bessern kann.[14]

5.4.4 Zur Lichtbehandlung von kleinen intraokularen tuberkulösen Tumoren (1917)

Im Unterschied zu anderen Autoren, die mit künstlichem Licht behandelten, führte Seidel die fokale Sonnenbestrahlung ein. Hierzu schnitt er in die Mitte eines Kartenblattes ein kleines Loch mit einem Durchmesser von 2 mm (207). Bei verdecktem Partnerauge hielt

---

12 SEIDEL (1911), S. 348, 349.
13 SEIDEL (1913), S. 193–195.
14 SEIDEL (1913), S. 312.

er das Kartenblatt vor das zu bestrahlende Auge eines 16jährigen Patienten mit skrofulösem Habitus, der geschwollene Halsdrüsen und eine tuberkulös bedingte beidseitige Iridocyclitis mit speckigen Beschlägen aufwies. Im Kammerwinkel zeigten sich graurote Knoten von 2–3 mm Durchmesser. Durch regelmäßige isolierte Sonnenbestrahlung, bis zu 2 Minuten pro Sitzung, der erkrankten Irispartie trat eine rasche Rückbildung des tuberkulösen Tumors ein; nach 14 Tagen hatte er sich vollständig zurückgebildet.[15]

5.4.5 Zur Biologie der Aderhautsarkome

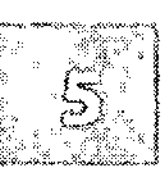

Eine 29jährige Frau, die über zunehmende Sehstörungen des rechten Auges klagte, wies temporal hinter der Linse einen graugrün aussehenden Tumor auf. Zusätzlich bestand eine flache Ablatio der unteren Fundushälfte. Zunächst bestand der Verdacht auf eine Zyste des Ziliarkörperbereiches. Der Tumor wurde operativ entfernt. Die histologische Untersuchung ergab einen gefäßreichen Tumor. Bei der anschließenden Verlaufsbeobachtung der Patientin nahm Seidel einen bösartigen Tumor an, weshalb das Auge enukleiert wurde. Die Untersuchung ergab in der Ziliarkörpergegend ein bis fast zum Äquator reichendes Spindelzellsarkom. Seidel warnte vor Probeexzisionen bei Sarkomen.[16]

5.4.6 Thrombose der Vena centralis retinae bei einer „vasoneurotischen" Person

Seidel berichtete über eine 45jährige Patientin, die unter starken Migränebeschwerden litt und häufig ein Kältegefühl in den Händen und Füßen aufwies. Sie entwickelte einen Zentralvenenverschluss des rechten Auges mit späterem Sekundärglaukom. Das schwer geschädigte Auge musste enukleiert werden. Die histologische Untersuchung zeigte einen Zentralvenenthrombus an der Lamina cribrosa. Seidel meinte, dass bei *„vasoneurotischen"* Personen – mit Migräneanfällen und kalten Extremitäten – eine arterielle Durchblutungsstörung infolge der Gefäßengstellung eine Verlangsamung der venösen Blutströmung bewirke, sodass sich ein *„Stagationsthrombus"* bilden könnte.[17]

---

15   SEIDEL (1917), S. 358.

16   SEIDEL (1936), S. 459, 463.

17   SEIDEL (1940), S. 151, 155.

Serviceteil

Literatur

[1] Abelsdorff G, Wessely K (1909) Vergleichend-physiologische Untersuchungen über den Flüssigkeitswechsel des Auges in der Wirbeltierreihe. Arch Augenheilkd 64:65–125

[2] Allingham RR, De Kater AW, Ethier CR, Anderson J, Hertzmark E, Epstein DL (1992) The relationship between pore density and outflow facility in human eyes. Invest Ophthalmol Vis Sci 33:1661–1669

[3] Allingham RR, De Kater AW, Ethier CR (1996) Schlemm's canal and primary open angle glaucoma: correlation between Schlemm's canal and outflow facility. Exp Eye Res 62:101–109

[4] Alm A, Bill A, Young FA (1973) The effects of Pilocarpine and Neostigmine on the blood flow through the anterior uvea in monkeys. A study with radioactively labelled microspheres. Exp Eye Res 15:31–36

[5] Alvarado JA, Yeh RF, Franse-Carman L, Marcellino G, Brownstein MJ (2005) Interactions between endothelia of the trabecular meshwork and of Schlemm's canal. A new insight into the regulation of aqueous outflow in the eye. Trans Am Ophthalmol 103:148–163

[6] Asayama J (1900) Über die Resorption des Klammerwassers von der vorderen Fläche der Iris. Graefes Arch Ophthalmol 51:98–114

[7] Ascher KW (1942) Aqueous veins. Preliminary note. Am J Ophthalmol 25:31–38

[8] Ascher KW (1942) Aqueous veins. I. Physiologic importance of the visible elimination of intraocular fluid. Am J Ophthalmol 25:1174–1209

[9] Ascher KW (1952) Aqueous veins and contact lenses. Am J Ophthalmol 35:10–19

[10] Ascher KW, Vail D (1961) The aqueous veins. Charles C. Thomas Publ Springfield, Illinois, USA

[11] Ashton N (1951) Anatomical study of Schlemm's canal and aqueous veins by means of neoprene casts. Part I. Aqueous veins. Br J Ophthalmol 35:291–303

[12] Ashton N, Smith R (1953) Anatomical study of Schlemm's canal and aqueous veins by means of neoprene casts. III. Arterial relations of Schlemm's canal. Br J Ophthalmol 37:577–586

[13] Ashton N, Brini A, Smith R (1956) Anatomical studies of the trabecular meshwork of the normal human eye. Br J Ophthalmol 40:257–282

[14] Bailliart P (1929) La méthode de la „pelote" de Seidel pour la détermination de la pression dans les vaisseaux ciliaires antérieurs. Bull Soc Ophtalmol Paris, Soc Ophthalmol Est, Lyon, Ouest 41:189–194

[15] Bauer H (1896) Über die Ursache der veränderten Zusammensetzung des Humor aqueus nach Entleerung der vorderen Augenkammer. Graefes Arch Ophthalmol 42:193–213

[16] Baurmann M (1924) Untersuchungen über die Eigenschaften des Glaskörpers des Tierauges und Bemerkungen über die Beziehungen zwischen Blutserum und intraokularer Flüssigkeit. Graefes Arch Ophthalmol 114:276–303

[17] Baurmann M (1926) Streitfragen aus dem Gebiet des intraokularen Flüssigkeitswechsels. (Vortrag, gehalten in der Versammlung der niedersächs. Ophth. Gesellschaft am 8. Februar 1925). Graefes Arch Ophthalmol 116:96–113

[18] Baurmann M (1927) Vergleichende Blutdruckmessungen an den Gefäßen des Auges. Graefes Arch Ophthalmol 118:118–130

[19] Becker B (1954) Decrease in intraocular pressure in man by a carbonic anhydrase inhibitor, Diamox. Am J Ophthalmol 37:13–15

[20] Bentley MD, Hann CR, Fautsch MP (2016) Anatomical variation of human collector channel outflow. Invest Ophthalmol Vis Sci 57:1153–1159

[21] Bentzen CF (1895) Über experimentelles Glaukom beim Kaninchen und über die Bedeutung des Kammerwinkels für den intraokularen Druck. Graefes Arch Ophthalmol 41:42–114

[22] Bert RJ, Caruthers SD, Jara H, Krejza J, Melhem ER, Kolodny NH, Patz S, Freddo TF (2006) Demonstration of an anterior diffusional pathway for solutes in the normal human eye with high spatial resolution contrast-enhanced dynamic MR imaging. Invest Ophthalmol Vis Sci 47:5153–5162

[23] Bill A (1965) The aqueous humor drainage mechanism in the cynomolgus monkey (Macaca irus) with evidence for unconventional routes. Invest Ophthalmol 4:911–919

[24] Bill A, Hellsing K (1965) Production and drainage of aqueous humor in the cynomolgus monkey (Macaca irus). Invest Ophthalmol 4:920–926

[25] Bill A (1970) Scanning electron microscopic studies of the canal of Schlemm. Exp Eye Res 10:214–218

[26] Bill A, Phillips CI (1971) Uveoscleral drainage of aqueous humour in human eyes. Exp Eye Res 12:275–281

[27] Bill A, Svedbergh B (1972) Scanning electron microscopic studies of the trabecular meshwork and the canal of Schlemm – an attempt to localize the main resistance to outflow of aqueous humor in man. Acta Ophthalmol 50:295–320

[28] Bill A (1975) Blood circulation and fluid dynamics in the eye. Physiologic Rev 55:383–417

[29] Bill A (1986) The blood-aqueous barrier. Trans Ophthalmol Soc UK 105:149–155

[30] Bill A (1993) Some aspects of aqueous humour drainage. Eye 7:14–19

[31] Boucheron (1883) Communication sur l'épithélium aquipare et vitréipare des procès ciliaires: étude anatomique et pathologique. Bull Mémoires Soc Franç d'Ophtalmol 1:81–94

[32] Braakman ST, Pedrigi RM, Read AT, Smith JAE, Stamer WD, Ethier CR, Overby DR (2014) Biomechanical strain as a trigger for pore formation in Schlemm's canal endothelial cells. Exp Eye Res 127:224–235

[33] Braakman S, Moore JE, Ethier CR, Overby DR (2016) Transport across Schlemm's canal endothelium and the blood-aqueous barrier. Exp Eye Res 146:17–21

[34] Brandt JD, O'Donnell ME (1999) How does the trabecular meshwork regulate outflow? Clues from the vascular endothelium. J Glaucoma 8:328–339

[35] Brubaker Richard F (1991) Flow of aqueous humor in humans (The Friedenwald lecture). Invest Ophthalmol Vis Sci 32:3145–3166

[36] Brücke E (1847) Anatomische Beschreibung des menschlichen Augapfels. G. Reimer Verlag, Berlin

[37] Brunhuber A (1877) Einseitige totale Irideremie bei Hydrophthalmus. Klin Monatsbl Augenheilkd 15:104–116

[38] Buller C, Johnson D (1994) Segmental variability of the trabecular meshwork in normal and glaucomatous eyes. Invest Ophthalmol Vis Sci 35:3841–3851

[39] Cagianut B, Heusser H, Eichenberger K (1949) Beitrag zum Wasseraustausch zwischen Kammerwasser, Linse und Glaskörper beim Menschen. Experientia 5:243–244

[40] Carlini V (1910) Die Veränderungen des Iris- und Ciliarepithels nach Punktion der Vorderkammer. Beitrag zum Studium des Produktionsmechanismus des Humor aqueus. Graefes Arch Ophthalmol 77:96–105

[41] Carreon TA, Edwards G, Wang H, Bhattacharya SK (2016) Segmental outflow of aqueous humor in mouse and human. Exp Eye Res pii:S0014–4835(16)30211-1

[42] Cole DF (1961) Electrical potential across the isolated ciliary body observed in vitro. Br J Ophthalmol 45:641–653

[43] Dautriche CN, Tian Y, Xie Y, Sharfstein ST (2015) A closer look at Schlemm's canal cell physiology: Implications for Biomimetics. J Funct Biomater 6:963–985

[44] Daxecker F (2006) Der Anatom und Physiologe Felice Fontana. Klin Monatsbl Augenheilkd 223:999–1000

[45] Deutschmann R (1880) Über die Quellen des Humor aqueus im Auge. Graefes Arch Ophthalmol 26:117–133

[46] Do CW, Civan MM (2004) Basis of chloride transport in ciliary epithelium. J Membrane Biol 200:1–13

[47] Do CW, Civan MM (2009) Species variation in biology and physiology of the ciliary epithelium: similarities and differences. Exp Eye Res 88:631–640

[48] Duke-Elder S (1927) The nature of the intra-ocular fluids. Br J Ophthalmol (Monograph Supplement 111):1–140, G. Pulman & Sons, London

[49] Duke-Elder S (1937) The dialysation of the intra-ocular fluids. Br J Ophthalmol 21:577–584

[50] Duke-Elder S, Davson H (1949) Studies on the intra-ocular fluids. 1. The reducing substances in the aqueous humour and vitreous body. Br J Ophthalmol 33:21–38

[51] Duke-Elder S, Gloster J (1968) The physiology of the eye and of vision, Vol IV. The circulation of the aqueous humour, Bd. 106. Henry Kimpton, London, S 118–130

[52] Duke-Elder S, Jay B (1969) System of ophthalmology, Bd. 11. Henry Kimpton, London, S 473

[53] Dvorak-Theobald G (1934) Schlemm's canal: its anastomoses and anatomic relations. Trans Am Ophthalmol Soc 32:574–595

[54] Dvorak-Theobald G (1955) Further studies on the canal of Schlemm. Its anastomoses and anatomic relations. Am J Ophthalmol 39:65–89

[55] Dvorak-Theobald G, Kirk HQ (1956) Aqueous pathways in some cases of glaucoma. Am J Ophthalmol 41:11–21

[56] Ehrlich P (1882) Über provocierte Fluorescenzerscheinungen am Auge. Dtsch Med Wochenschr 8:21–22, 35–37, 38–39

[57] Epstein David L, Rohen JW (1991) Morphology of the trabecular meshwork and inner-wall endothelium after cationized Ferritin perfusion in the monkey eye. Invest Ophthalmol Vis Sci 32:160–171

[58] Ethier CR, Coloma FM, De Kater AW, Allingham RR (1995) Retrofusion of the aqueous outflow system. Invest Ophthalmol 36:2466–2475

[59] Ethier CR, Coloma FM, Sit AJ, Johnson M (1998) Two pore types in the inner-wall endothelium of Schlemm's canal. Invest ophthalmol Vis Sci 39:2041–2048

[60] Ethier CR (2002) The inner wall of Schlemms canal. Exp Eye Res 74:161–172

[61] Fischer FP (1929) Über die Permeabilität der HH und über Vitalfärbungen des vorderen Bulbusabschnittes mit Bemerkungen über die Vitalfärbung des Plexus chorioideus. Arch Augenheilkd 100:480–555

[62] Flocks M (1956) The anatomy of the trabecular meshwork as seen in tangential section. Arch Ophthalmol 56:7718

[63] Felice F (1787) Abhandlungen über das Viperngift, die Amerikanischen Gifte, das Kirschlorbeergift und einige andere Pflanzengifte nebst einigen Beobachtungen über den ursprünglichen Bau des tierischen Körpers, über die Wiedererzeugung der Nerven und der Beschreibung eines neuen Augenkanals. Aus dem Französischen übersetzt von Christian Friedrich Himburg, Berlin

[64] François J, Neetens A, Collette JM (1955) Microradiographic study of the inner wall of Schlemm's canal. Am J Ophthalmol 40:491–500

[65] Freddo TF (2001) Shifting the paradigm of the blood-aqueus barrier. Exp Eye Res 73:581–592

[66] Friedenwald Jonas S, Pierce HF (1931) The circulation of the aqueous – preliminary report. Bull Johns Hopkins Hospital 49:153–167

[67] Friedenwald Jonas S (1936) Circulation of the aqueous. Mechanism of Schlemm's canal. Arch Ophthalmol 16:65–77

[68] Friedenwald Jonas S, Stiehler Robert D (1938) Circulation of the aqueous. A mechanism of secretion of the intraocular fluid. Arch Ophthalmol 20:761–786

[69] Fuchs E (1885) Beiträge zur normalen Anatomie der menschlichen Iris. Graefes Arch Ophthalmol 31:39–86

[70] Garron LK, Feeney ML (1959) Electron microscopic studies of the human eye. Arch Ophthalmol 62:966–976

[71] Gifford A (1893) Weitere Versuche über die Lymphströme und Lymphwege des Auges. Arch Augenheilkd 26:308–336

[72] Goldmann H (1941) Eine Methode zur Volumenbestimmung der Vorderkammer des lebenden Menschen. Ophthalmologica 102:7–12

[73] Goldmann H (1946) Weitere Mitteilung über den Abfluss des Kammerwassers beim Menschen. Ophthalmologica 112:344–349

[74] Goldmann H (1947) Studien über den Abflussdruck des Kammerwassers beim Menschen. Ophthalmologica 114:81–94

[75] Goldmann H (1949) Enthalten die Kammerwasservenen Kammerwasser? Ophthalmologica 117:240–241

[76] Goldmann H (1954) Ce que nous mesurons en dynamométrie. Doc Ophthalmol 7:66–81

[77] Grant WM (1950) Topographic method for measuring the facility and rate of aqueous flow in the human eye. Arch Ophthalmol 44:204–214

[78] Grant WM (1958) Further studies on facility of flow through the trabecular meshwork. Arch Ophthalmol 60:523–533

[79] Greeff R (1894) Befund am corpus ciliare nach Punktion der vorderen Kammer. Ein Beitrag zur Lehre vom Flüssigkeitswechsel im Auge und der Fibrinbildung im Kammerwasser. Arch Augenheilkd 28:178–192

[80] Green K, Pederson JE (1973) Aqueous humor formation. Exp Eye Res 16:273–286

[81] Grüb M, Mielke J (2004) Kammerwasserdynamik. Kammerwasserbildung und Kammerwasserabfluss. Ophthalmologe 101:357–365

[82] Gutmann G (1895) Über die Natur des Schlemm'schen Sinus und seine Beziehungen zur vorderen Augenkammer. Graefes Arch Ophthalmol 41:28–55

[83] Guttmann W (1911) Medizinische Terminologie. Urban & Schwarzenberg Berlin, Wien

[84] Hagen S (1920) Experimentelle Untersuchungen über die Absonderung der intraokularen Flüssigkeit im menschlichen Auge. Klin Monatsbl Augenheilkd 65:643–654

[85] Hagen S (1920) Die Regeneration des Kammerwassers im menschlichen Auge. Klin Monatsbl Augenheilkd 64:187–194

[86] Hagen S (1921) Weitere Untersuchungen über die Regeneration des Kammerwassers im menschlichen Auge. Klin Monatsbl Augenheilkd 66:493–507

[87] Hamburger C (1898) Besteht freie Communication zwischen vorderer und hinterer Augenkammer? Centralbl prakt Augenheilkd 22:225–236

[88] Hamburger C (1898) Beitrag zur Manometrie des Auges. Centralbl prakt Augenheilkd 22:257–260

[89] Hamburger C (1899) Erwiderung auf Levinsohn's Arbeit: „Zur Frage der ständigen freien Communication zwischen vorderer und hinterer Augenkammer". Klin Monatsbl Augenheilkd 37:144–148

[90] Hamburger C (1900) Über die Quellen des Kammerwassers. Klin Monatsbl Augenheilkd 38:801–822

[91] Hamburger C (1905) Bemerkungen zu Lebers Darstellung der Zirkulationsverhältnisse des Auges. Klin Monatsbl Augenheilkd I, 43:105–108. Mit Erwiderung Lebers auf S. 108.

[92] Hamburger C (1910) Über die Saftströmung des Auges. Klin Monatsbl Augenheilkd 49:47–80

[93] Hamburger C (1914) Über die Ernährung des Auges. Georg Thieme Verlag, Leipzig

[94] Hamburger C (1921) Tonometrische Beiträge zur Ernährung des Auges bei allgemeinen und örtlichen Erkrankungen. Klin Monatsbl Augenheilkd II, 67:634–643

[95] Hann CR, Vercnocke J, Bentley MD, Jorgensen SM (2014) Anatomic changes in Schlemm's canal and collector channels in normal and primary open-angle glaucoma eyes using low and high perfusion pressures. Invest Ophthalmol Vis Sci 55:5834–5841

[96] Hara K, Lütjen-Drecoll E, Prestele H, Rohen JW (1977) Structural differences between regions of the ciliary body in primates. Invest Ophthalmol Vis Sci 16:912–924

[97] Hayreh SS (1966) Posterior drainage of the intraocular fluid from the vitreous. Exp Eye Res 5:123–144

[98] Heim M (1941) Photographische Bestimmung der Tiefe und des Volumens der menschlichen VK. Ophthalmologica 102:193–220

[99] Heisrath F (1880) Über die Abflusswege des Humor aqueus, mit besonderer Berücksichtigung des sogenannten Fontana'schen und Schlemm'schen Kanals. Graefes Arch Opthalmol 26:202–243

[100] Henderson EE, Starling EH (1904) The influence of changes in the intraocular circulation on the intraocular pressure. J Physiol 31:305–319

[101] Henderson T (1908) The anatomy of the so-called ligamentum pectinatum iridis and its bearing on the physiology and pathology of the eye. Trans Ophthalmol Soc UK 78:47–59

[102] Henle J (1873) Handbuch der systematischen Anatomie des Menschen; Eingeweidelehre, Bd. 2, 2. Aufl. Verlag Friedrich Vieweg, Braunschweig

[103] Hiroishi H (1924) Über das Verhältnis zwischen Augendruck und Blutdruck in den episkleralen Venen und den Wirbelvenen. (Messungen an Augen von Kaninchen, Katzen und Hunden). Graefes Arch Ophthalmol 113:212–221

[104] Holm O, Wiebert O (1968) The effect of systematically given acetazolamide (DiamoxR) upon the formation of aqueous humour in the human eye, measured with a new photogrammetric method. Acta Ophthalmol 46:1243–1250

[105] Holmberg A (1955) Studies of the ultrastructure of the non-pigmented epithelium in the ciliary body. Acta Ophthalmol Scand 33:377–381

[106] Holmberg A (1959) Ultrastructure of the capillaries in the ciliary body. Arch Ophthalmol 62:949–951

[107] Holmberg A (1959) Differences in ultrastructure of normal human and rabbit ciliary epithelium. Arch Ophthalmol 62:952–955

[108] Holmberg A (1959) The fine structure of the inner wall of Schlemm's canal. Arch Ophthalmol 62:956–958

[109] Holmberg AS (1965) Schlemm's canal and the trabecular meshwork. An electron microscopic study of the normal structure in man and monkey (Cercopithecus ethiops). Doc Ophthalmol 19:339–373

[110] Huang AS, Saraswathy S, Dastiridou A, Begian A, Legaspi H, Mohindroo C, Tan JCH, Francis BA, Caprioli J, Hinton DR, Weinreb RN (2016) Aqueous angiography with fluorescein and indocyanine green in bovine eyes. Trans Vis Sci Tech 5(6):5. https://doi.org/10.1167/tvst.5.6.5 ((S 1))

[111] Huggert A (1955) Pore size in the filtration angle of the eye. Acta Ophthalmol 33:271–284

[112] Inomata H, Bill A, Smelser GK (1972) Aqueous pathways through the trabecular meshwork and into Schlemm's canal in the cynomolgus monkey (macaca irus). Am J Ophthalmol 73:760–789

[113] Irshad FA, Mayfield MS, Zurakowski D, Ayyala RS (2010) Variation in Schlemm's canal diameter and location by ultrasound biomicroscopy. Ophthalmology 117:916–920

[114] Iwamoto T (1967) Further observation on Sondermann's channels of the human trabecular meshwork. Graefes Arch Klin Exp Opthalmol 172:213–219

[115] Iwanoff A, Rollett A (1869) Bemerkungen zur Anatomie der Irisanheftung und des annulus ciliaris. Graefe Arch Ophthalmol 15(1):17–73

[116] Jacob TJC, Civan MM (1996) Role of ion channels in aqueous humor formation. Am J Physiol 271:703–720

[117] Johnson MC, Kamm RD (1983) The role of Schlemm's canal in aqueous outflow from the human eye. Invest Ophthalmol Vis Sci 24:320–325

[118] Johnson M, Chan D, Read AT, Christensen C, Sit A, Ethier CR (2002) The pore density in the inner wall endothelium of Schlemm's canal of glaucomatous eyes. Invest Ophthalmol Vis Sci 43:2950–2955

[119] Johnson M (2006) What controls aqueous humor outflow resistance? Exp Eye Res 82:545–557

[120] Johnson M, McLaren JW, Overby DR (2016) Unconventional aqueous humor outflow: A review. Exp Eye Res. https://doi.org/10.1016/j.exer.2016.01.017

[121] Johnstone MA (2004) The aqueous outflow system as a mechanical pump. Evidence from examination of tissue and aqueous movement in human and non-human primates. J Glaucoma 13:421–438

[122] Jones RF, Maurice DM (1966) New methods of measuring the rate of aqueous flow in man with fluorescein. Exp Eye Res 5:208–220

[123] Kagemann L, Wollstein G, Ishikawa H, Sigal IA, Folio LS, Schuman JS (2011) 3D Visualization of aqueous humor outflow structures in-situ in humans. Exp Eye Res 93:308–315

[124] Kahn RH (1918) Über den physiologischen Pupillarabschluss. Graefes Arch Ophthalmol 95:73–80

[125] Karg SJ, Garron LK, Feeney ML, McEwn WK (1959) Perfusion of human eyes with Latex microspheres. Arch Ophthalmol 61:68–71

[126] Keller KE, Bradley JM, Vranka JA, Acott TS (2011) Segmental versican expression in the trabecular meshwork and involvement in outflow facility. Invest Ophthalmol Vis Sci 52:5049–5057

[127] Kinsey VE, Grant M, Cogan David G (1942) Water movement and the eye. Arch Ophthalmol 27:242–252

[128] Kinsey VE, Grant WM (1944) The secretion-diffusion theory of intra-ocular fluid dynamics. Br J Ophthalmol 28:355–361

[129] Kinsey VE (1949) Aqueous humor/plasma chloride ratios in rabbits, dogs, and human beings. J Gen Physiol 32:329–338

[130] Kinsey VE, Barany E (1949) The rate of flow of aqueous humor. II. Derivations of rate of flow and its physiological significance. Am J Ophthalmol 32:179–201

[131] Kinsey VE (1953) Comparative chemistry of aqueous humor in posterior and anterior chambers of rabbit eye. Arch Ophthalmol 50:401–417

[132] Kleinert H, Grün P (1951) Das Kompensationsmaximum, ein Glaukomsymptom. Klin Monatsbl Augenheilkd 118:449–468

[133] Kleinert H (1952) Der sichtbare Abfluss des Kammerwassers in den epibulbären Venen. II. Mitteilung. Die pulsierenden Kammerwassergefäße. Graefes Arch Ophthalmol 152:587–608

[134] Kleinert H (1953) Die Vitalfärbung des Kammerwassers und seiner epibulbären Abflusswege nach Fluoreszeininjektion in die Vorderkammer. Klin Monatsbl Augenheilkd 122:665–682

[135] Knies M (1875) Zur Lehre von den Flüssigkeitsströmungen im lebenden Auge und in den Geweben überhaupt. Arch pathol Anat Physiol klin Med 65:401–409

[136] Knies M (1878) Über die Ernährung des Auges und die Abflusswege der intraocularen Flüssigkeiten. Kritische und experimentelle Untersuchungen. Arch Augen- Ohrenheilkd 7:320–370

[137] Königstein L (1880). Über den Canalis Schlemmii. Graefes Arch Ophthalmol 26(2):139–168

[138] Kronfeld Peter C (1949) Further gonioscopic studies on the canal of Schlemm. Arch Ophthalmol 41:393–405

[139] Krupin T, Wax M, Moolchandani J (1986) Aqueous production. Trans Ophthalmol Soc UK 105:156–161

[140] Kukan F (1936) Ergebnisse der Blutdruckmessungen mit einem neuen Ophthalmodynamometer. Zeitschr Augenheilkd 90:166–191

[141] Laqueur (1872) Über die Durchgängigkeit der Hornhaut für Flüssigkeiten. Centralbl Med Wissensch 10:577–579

[142] Lauber H (1901) Beiträge zur Anatomie des vorderen Augenabschnittes der Wirbeltiere. Anatom Hefte I Abtlg 59, 18:370–453

[143] Le K, Saheb H (2014) iStent trabecular micro-bypass stent for open-angle glaucoma. Clin Ophthalmol 8:1937–1945

[144] Leber T (1865) Anatomische Untersuchungen über die Blutgefäße des menschlichen Auges. Denkschrift der Kaiserlichen Akademie der Wissenschaften. Mathematisch-Naturwissenschaftliche Klasse XXIV. Kaiserlich-Königliche Hof- und Staatsdruckerei, Wien, S 297–330

[145] Leber T (1871) Filtrationsfähigkeit der Hornhaut. Sitzungsbericht der Ophthalmologischen Gesellschaft Heidelberg 1871. Klin Monatsbl Augenheilkd 9:365–367

[146] Leber T (1873) Studien über den Flüssigkeitswechsel im Auge. Graefes Arch Ophthalmol 19:87–185

[147] Leber T (1895) Über den Flüssigkeitswechsel in der vorderen Augenkammer. Ber Ophthalmol Ges Heidelberg 24:83–97

[148] Leber T, Bentzen F (1895) Der circulus venosus Schlemmii steht nicht in offener Verbindung mit der vorderen Augenkammer. Graefes Arch Ophthalmol 41:235–280

[149] Leber T (1903) Die Cirkulations- und Ernährungsverhältnisse des Auges. In: Th. Saemisch, Bonn (Hrsg) Graefe-Saemisch: Handbuch der Gesamten Augenheilkunde, Bd. 2, 2. Abtlg. Wilhelm Engelmann, Leipzig

[150] Leber (1905) Erwiderung. Klin Monatsbl Augenheilkd: 108 zu: Hamburger C (1905) Bemerkungen zu Lebers Darstellung der Zirkulationsverhältnisse des Auges. Klin Monatsbl Augenheilkd 43(I):105–108

[151] Leber T, Pilzecker A (1906) Neue Untersuchungen über den Flüssigkeitswechsel des Auges. Graefes Arch Ophthalmol 64:1–127

[152] Leber T (1906) Über die Filtration aus der vorderen Augenkammer, nach gemeinschaftlich mit Herrn Dr. Pilzecker angestellten Untersuchungen. Ber Dtsch Ophthalmol Ges Heidelberg 32:241–248

[153] Lehmann G, Meesmann A (1924) Über das Bestehen eines Donnangleichgewichtes zwischen Blut und Kammerwasser bzw. Liquor cerebrospinalis. Pflügers Arch ges Physiol 205:210–232

[154] Leplat L (1887) De la régénération de l'humeur aqueuse après la paracentèse cornéenne. Ann d'Oculist 97:75–84

[155] Leung CK-S, Weinreb RN (2011) Anterior chamber angle imaging with optical coherence tomography. Eye 25:261–267

[156] Li P, Butt A, Chien JL, Ghassibi MP, Furlanetto RL, Netto CF, Liu Y, Kirkland W, Liebman JM, Ritch R, Park SC (2016) Characteristics and variations of in vivo Schlemm's canal and collector channel microstructures in enhanced-depth imaging optical coherence tomography. Br J Ophthalmol. https://doi.org/10.1136/bjophthalmol-2016-309295

[157] Löhlein H (1951) Beobachtungen an einer Hornhautkammerwasservene und die Frage ihrer Entstehung. Klin Monatsbl Augenheilkd 119:618–629

[158] Loewen RT, Brown EN, Roy P, Schuman JS, Sigal IA, Loewen NA (2016) Regionally discrete aqueous humor outflow quantification using fluorescein canalograms. PLoS One 11(3):e015754. https://doi.org/10.1371/journal.pone.0151754

[159] Lütjen-Drecoll E, Rohen JW (1970) Über die endotheliale Auskleidung des Schlemmschen Kanals im Silberimprägnationsbild. Graefes Arch Klin Exp Ophthalmol 180:249–266

[160] Mäepea O, Bill A (1989) The pressures in the episcleral veins, Schlemm's canal and the trabecular meshwork in monkeys: Effects of changes in intraocular pressure. Exp Eye Res 49:645–663

[161] Mäepea O, Bill A (1992) Pressures in the juxtacanalicular tissue and Schlemm's canal in monkeys. Exp Eye Res 54:879–883

[162] McEwen WK (1958) Application of Poiseuille's law to aqueous outflow. Arch Ophthalmol 60:290–294

[163] Merkel F (1870) Die Zonula ciliaris (Habilitationsschrift). Wilhelm Engelmann Verlag, Leipzig

[164] Mery M (1707) Question de chirurgie, savoir: Si le glaucome et la cataracte sont deux differentes, ou une seule et meme maladie. Mém l'Acad des Sciences, S 491–501

[165] Moses RA (1979) Circumferential flow in Schlemm's canal. Am J Ophthalmol 88:585–591

[166] Moses RA (1981) The conventional outflow resistance. Am J Ophthalmol 92:804–810

[167] Nakamura B, Mukai H, Kosaki S (1922) Beitrag zur Kenntnis der Ernährung des Auges. Klin Monatsbl Augenheilkd 69:642–656

[168] Nicati W (1900) L'hydrostatique oculaire. Arch d'Ophtalmol 20:65–103

[169] Niesnamoff E (1886) Über die quantitativen Verhältnisse der Filtration und Sekretion des Kammerwassers. Graefes Arch Ophthalmol 42:1–35

[170] Nuel JP, Benoit F (1899) Des voies d'élimination des liquides intra-oculaire hors de la chambre antérieure et au fond de l'oeil (nerv optique, etc.). Arch d'Ophtalmol 20:161–228

[171] Perkins ES (1955) Pressure in the canal of schlemm. Br J Ophthalmol 39:215–219

[172] Pflüger E (1906) Zur Lehre von der Bildung des Kammerwassers und seinen quantitativen Verhältnissen. Graefes Arch Ophthalmol 64:445–480

[173] Raviola G (1986) Evidence for a secretory process, distinct from that of the aqueous humour, in the ciliary epithelium of Macaca mulatta. Trans Ophthalmol Soc UK 105:140–148

[174] Richardson KT (1973) Pharmacology and Toxicology. Cellular response to drugs affecting aqueous dynamics. Arch Ophthalmol 89:65–84

[175] Robertson Douglas J (1937) An investigation into the theories on the formation and exit of the intra-ocular fluids. Br J Ophthalmol 21:401–448

[176] Römer P (1920) Experimentelles über Hypotonie. Ber Dtsch Ophthalmol Ges Heidelberg 42:55–60. zu Seidel: S. 67, 68

[177] Rohen J (1957) Über zwei morphologisch und funktionell verschiedene Abschnitte des Ziliarkörpers. Ophthalmologica 133:103–109

[178] Rohen J (1958) Anatomie des Auges. In: Velhagen K (Hrsg) Der Augenarzt, Bd. I. S 1–123

[179] Rohen J, Unger HH (1959) Zur Morphologie und Pathologie der Kammerbucht des Auges. Abhandlungen der Mathematisch-Naturwissenschaftlichen Klasse 1959, Nr. 3. Verlag der Akademie der Wissenschaften und der Literatur in Mainz in Kommission bei Franz Steiner Verlag, Wiesbaden, S 129–206

[180] Rohen JW (1970) New studies on the functional morphology of the trabecular meshwork and the outflow channels. Trans Ophthalmol Soc UK 89:431–465

[181] Rohen JW, Rentsch FJ (1968) Über den Bau des Schlemmschen Kanals und seiner Abflusswege beim Menschen. Graefes Arch Klin Exp Opthalmol 176:309–329

[182] Rüßmann W (1975) Kammerwasserbildung und Ziliarepithelenzyme. Klin Monatsbl Augenheilkd 167:301–308

[183] Rutteman C (1914) Die sogenannten Drüsen von Treacher Collins im flachen Abschnitt des Ziliarkörpers. Klin Monatsbl Augenheilkd 53:584–585 (Abstract)

[184] Samojloff AJ (1927) Über die Oxydationsprozesse in den Ziliarepithelzellen und die reaktive Hypertonie des Auges. Graefes Arch Ophthalmol 118:391–394

[185] Samojloff AJ (1928) Zur Blutdruckmessung in den Augengefäßen mittels der Pelottenmethode. Graefes Arch Ophthalmol 119:235–254

[186] Saraswathy S, Tan JCH, Yu F, Francis BA, Hinton DR, Weinreb RN, Huang AS (2016) Aqueous angiography: Real-time and physiologic aqueous humor outflow imaging. PLoS One :1–16. https://doi.org/10:1371/journalpone.0147176

[187] Scalinci N (1907) Untersuchungen über die physikalisch-chemischen Eigenschaften des Humor aqueus. Arch Augenheilkd 57:214–255

[188] Schick H (1885) Experimentelle Beiträge zur Lehre vom Flüssigkeitswechsel im Auge mit vorzugsweiser Berücksichtigung der Regeneration des Humor aqueus. Graefes Arch Ophthalmol 31:37–96

[189] Schlemm F (1830) Bulbus Oculi. In: Joh. Nep. Rust (Hrsg) Theoretisch-praktisches Handbuch der Chirurgie, Bd. 3, S 332–338

[190] Schmidt D (2006) Angiomatosis retinae als Teilerkrankung des von Hippel-Lindau-Syndroms. Wissenschaftl. Verlagsgesellschaft, Stuttgart

[191] Schnaudigel O (1913) Die vitale Färbung mit Trypanblau am Auge. Graefes Arch Ophthalmol 86:93–105

[192] Schoeler HL (1879) Experimentelle Studien über Flüssigkeitsausscheidung aus dem Auge. Graefes Arch Ophthalmol 25:63–111

[193] Schoeler HL, Uhthoff W (1881) Das Fluorescein in seiner Bedeutung für den Flüssigkeitswechsel im Auge. Jahresbericht Wirksamkeit der Augenklinik von Prof. Dr. H. Schoeler zu Berlin, S 52–72

[194] Schwalbe G (1870) Untersuchungen über die Lymphbahnen des Auges und ihre Begrenzungen. Teil 2. Arch Mikrosk Anat 6:1–61

[195] Schwalbe G (1870) Untersuchungen über die Lymphbahnen des Auges und ihre Begrenzungen. Teil 2. Arch Mikrosk Anat 6:261–357

[196] Seidel E (1911) Beitrag zur Frage der Salvarsanwirkung auf luetische Augenleiden Graefes Arch. Ophthalmol 79:329–349

[197] Seidel E (1911) Über eine Modifikation der Siegristschen Methode der Lokalanästhesie bei Exenteratio und Enucleatio bulbi. Klin Monatsbl Augenheilkd 49:329–332

[198] Seidel E (1912) Über das Angiom der Netzhaut. Ber Dtsch Ophthalmol Ges Heidelberg 38:335–339

[199] Seidel E (1913) Beitrag zur Frage des spontanen Auftretens isolierter Sehnervenscheidenhämatome. Graefes Arch Ophthalmol 84:189–195

[200] Seidel E (1913) Über hochgradigen traumatischen Astigmatismus bei Schielamblyopie des andern Auges. Graefes Arch Ophthalmol 84:312–316

[201] Seidel E (1913) Über die Anwendung der Lokalanästhesie bei Exenteratio orbitae. Graefes Arch Ophthalmol 84:196–198

[202] Seidel E (1914) Beiträge zur Frühdiagnose des Glaukoms. Untersuchungen über das zentrale Gesichsfeld mit Prüfungsobjekten unter kleinem Gesichtswinkel (Bjerrum). Graefes Arch Ophthalmol 88:102–157

[203] Seidel E (1914) Zur Technik der Lokalanästhesie bei Tränensackexstirpationen. Graefes Arch Ophthalmol 87:185–191

[204] Seidel E (1915) Über die Leitungsanästhesie durch die hintere Orbitalinjektion. Ein neues Verfahren zur Erweiterung der Indikation für die Anwendung der Lokalanästhesie bei Enucleationen und Exenterationen des Bulbus und der Orbita. Graefes Arch Ophthalmol 89:414–426

[205] Seidel E (1916) Über die Lokalanästhesie bei Ausführung der temporären Resektion der äußeren Orbitalwand (Krönleinsche Operation). Graefes Arch Ophthalmol 91:294–304

[206] Seidel E (1916) Über die objektive skiaskopische Methode zur Bestimmung der Akkommodationsbreite und ihre Verwendung für Theorie und Praxis. Graefes Arch Ophthalmol 91:393–430

[207] Seidel E (1917) Zur Frage der Lichtbehandlung von Augenleiden. Graefes Arch Ophthalmol 93:357–359

[208] Seidel E (1920) Weitere experimentelle Untersuchungen über die Quelle und den Verlauf der intraokularen Saftströmung. Über den „physiologischen" Pupillenabschluss in die vitale Ciliarkörperfärbung. I. Mitteilung. Graefes Arch Ophthalmol 101:383–406

[209] Seidel E (1920) Weitere experimentelle Untersuchungen über die Quelle und den Verlauf der intraokularen Saftströmung. II. Mitteilung. Die Protoplasmastruktur der Ciliarepithelien als Kennzeichen ihrer physiologischen Funktion. Graefes Arch Ophthalmol 102:189–204

[210] Seidel E (1920) Weitere experimentelle Untersuchungen über die Quelle und den Verlauf der intraokularen Saftströmung. III. Mitteilung. Über den Vorgang der physiologischen Kammerwasserabsonderung und seine pharmakologische Beeinflussung. Graefes Arch Ophthalmol 102:366–382

[211] Seidel E (1920) Weitere experimentelle Untersuchungen über die Quelle und den Verlauf der intraokularen Saftströmung. IV. Mitteilung. Prüfung der bisherigen Versuchsergebnisse an bereits vorliegenden klinischen Beobachtungen an physiologisch als normal anzusehenden Augen. Graefes Arch Ophthalmol 102:383–414

[212] Seidel E (1920) Weitere experimentelle Untersuchungen über die Quelle und den Verlauf der intraokularen Saftströmung. V. Mitteilung. Über die Ursache der intraokularen Druckschwankungen am glaukomatösen Auge. Graefes Arch Ophthalmol 102:415–420

[213] Seidel E (1920) Über die physiologischen Sekretionsvorgänge im Auge. Ber Dtsch Ophthalmol Ges Heidelberg 42:50–67

[214] Seidel E (1921) Weitere experimentelle Untersuchungen über die Quelle und den Verlauf der intraokularen Saftströmung. VI. Mitteilung. Die Filtrationsfähigkeit, eine wesentliche Eigenschaft der Scleralnarben nach erfolgreicher Elliotscher Trepanation. Graefes Arch Ophthalmol 104:158–161

[215] Seidel E (1921) Weitere experimentelle Untersuchungen über die Quelle und den Verlauf der intraokularen Saftströmung. VII. Mitteilung. Über den Kammerwasserersatz im menschlichen und im Tier-Auge. Graefes Arch Ophthalmol 104:162–169

[216] Seidel E (1921) Weitere experimentelle Untersuchungen über die Quelle und den Verlauf der intraokularen Saftströmung. VIII. Mitteilung. Über die physiko-chemischen Vorgänge im Ciliarepithel (Ein Beitrag zur Theorie der vitalen Zellfärbung). Graefes Arch Ophthalmol 104:284–292

[217] Seidel E (1921) Weitere experimentelle Untersuchungen über die Quelle und den Verlauf der intraokularen Saftströmung. IX. Mitteilung. Über den Abfluss des Kammerwassers aus der vorderen Augenkammer. Graefes Arch Ophthalmol 104:357–402

[218] Seidel E (1921) Weitere experimentelle Untersuchungen über die Quelle und den Verlauf der intraokularen Saftströmung. X. Mitteilung. Über den Abfluss des Kammerwassers aus der vorderen Augenkammer des iridektomierten sowie des trepanierten Auges. Graefes Arch Ophthalmol 104:403–410

[219] Seidel E (1921) Weitere experimentelle Untersuchungen über die Quelle und den Verlauf der intraokularen Saftströmung. XI. Mitteilung. Zur Mechanik des Glaukoms. Graefes Arch Ophthalmol 106:176–186

[220] Seidel E (1922) Weitere experimentelle Untersuchungen über die Quelle und den Verlauf der intraokularen Saftströmung. XII. Mitteilung. Über den manometrischen Nachweis des physiologischen Druckgefälles zwischen Vorderkammer und Schlemmschem Kanal. Graefes Arch Ophthalmol 107:101–104

[221] Seidel E (1922) Weitere experimentelle Untersuchungen über die Quelle und den Verlauf der intraokularen Saftströmung. XIII. Mitteilung. Über den Mechanismus der Eiweißresorption aus der vorderen Augenkammer. Graefes Arch Ophthalmol 107:105–108

[222] Seidel E (1922) Weitere experimentelle Untersuchungen über die Quelle und den Verlauf der intraokularen Saftströmung. XIV. Mitteilung. Zur Manometrie und Tonometrie des Auges. Graefes Arch Ophthalmol 107:496–508

[223] Seidel E (1922) Weitere experimentelle Untersuchungen über die Quelle und den Verlauf der intraokularen Saftströmung. XV. Mitteilung. Über die pharmakologische Beeinflussung des Abflusses aus der vorderen Augenkammer bei konstantem physiologischen Augendrucke nebst Bemerkungen über den Abfluss beim experimentellen Buphthalmus. Graefes Arch Ophthalmol 107:507–513

[224] Seidel E (1922) Weitere experimentelle Untersuchungen über die Quelle und den Verlauf der intraokularen Saftströmung. XVI. Mitteilung. Über die Wirkungsweise der Miotika und der Mydriatica auf den intraokularen Flüssigkeitswechsel. Graefes Arch Ophthalmol 108:285–294

[225] Seidel E (1922) Weitere experimentelle Untersuchungen über die Quelle und den Verlauf der intraokularen Saftströmung. XVII. Mitteilung. Ein weiterer experimenteller Beweis für das Bestehen einer hydrostatischen Druckdifferenz zwischen Vorderkammer und Schlemmschem Kanal bzw. episcleralen Venen im normalen Auge. Graefes Arch Ophthalmol 108:420–423

[226] Seidel E (1923) Weitere experimentelle Untersuchungen über die Quelle und den Verlauf der intraokularen Saftströmung. XVIII. Mitteilung. Mikroskopische Beobachtungen über den Mechanismus des Abflusses aus der Vorderkammer des lebenden Tieres bei physiologischem Augendruck. Graefes Arch Ophthalmol 111:167–195

[227] Seidel E (1923) Weitere experimentelle Untersuchungen über die Quelle und den Verlauf der intraokularen Saftströmung. Mitteilung XIX. Über die von Magnus und Stübel angeblich nachgewiesenen Lymphgefäße im Bereich der Irisvorderfläche und des Kammerwinkels. Graefes Arch Ophthalmol 111:196–217

[228] Seidel E (1923) Weitere experimentelle Untersuchungen über die Quelle und den Verlauf der intraokularen Saftströmung. XX. Mitteilung. Über die Messung des Blutdruckes in dem episcleralen Venengeflecht, den vorderen Ciliar- und den Wirbelvenen normaler Augen (Messungen am Tier- und Menschenauge). Graefes Arch Ophthalmol 112:252–259

[229] Seidel E (1923) Zum Beweis der Filtrationstheorie. Erwiderung auf C. Hamburgers Aufsatz: Antwort auf E. Seidels Ausführungen zum Nachweis des Flüssigkeitswechsels im Auge. Klin Monatsbl Augenheilkd 71:368–384

[230] Seidel E (1924) Weitere experimentelle Untersuchungen über die Quelle und den Verlauf der intraokularen Saftströmung. XXI. Mitteilung. Über den Anteil osmotischer Kräfte beim physiologischen Abfluss des Kammerwassers. Graefes Arch Ophthalmol 113:222–236

[231] Seidel E (1924) Weitere experimentelle Untersuchungen über die Quelle und den Verlauf der intraokularen Saftströmung. XXII. Mitteilung. Über die Messung des Blutdruckes in den vorderen Ciliararterien des menschlichen Auges. Graefes Arch Ophthalmol 114:157–162

[232] Seidel E (1924) Weitere experimentelle Untersuchungen über die Quelle und den Verlauf der intraokularen Saftströmung. XXIII. Mitteilung. Über das Stromgefälle im Ciliargefäßsystem des menschlichen Auges und die Triebkräfte bei der Absonderung des Kammerwassers. Graefes Arch Ophthalmol 114:163–168

[233] Seidel E (1924) Weitere experimentelle Untersuchungen über die Quelle und den Verlauf der intraokularen Saftströmung. XXIV. Mitteilung. Über ein einfaches Versuchsmodell zur Veranschaulichung des Zusammenwirkens hydrostatischer und osmotischer Triebkräfte beim physiologischen Flüssigkeitswechsel im Auge. Graefes Arch Ophthalmol 114:389–392

[234] Seidel E (1924) Zur Blutzirkulation im Ziliargefäßsystem. Ber Dtsch Ophthalmol Ges Heidelberg 44:79–86

[235] Seidel E (1925) Über die Gewebsatmung im Auge und ihre klinische Bedeutung. Dtsch Ophthalmol Ges 45:14–22

[236] Seidel E (1925) Prinzipielles zur Blutdruckmessung in den intraokularen Arterien. Ber Dtsch Ophthalmol Ges Heidelberg 45:235–245

[237] Seidel E (1927) Zur Methodik der klinischen Glaukomforschung. Ber Dtsch Ophthalmol Ges Heidelberg 46:43–50, 83–84

[238] Seidel E (1928) Zur Methodik der klinischen Glaukomforschung. Graefes Arch Ophthalmol 119:15–21

[239] Seidel E (1927) Methoden zur Bestimmung des intraokularen Druckes (mit 20 Abbildungen), Methoden zur Untersuchung des intraokularen Flüssigkeitswechsels (mit 24 teils farbigen Abbildungen und 7 farbigen Tafeln). Urban & Schwarzenberg Verlag Berlin, Wien, Referat: Th. Axenfeld. Klin Monatsbl Augenheilkd 1927; 79: 432

[240] Seidel E (1928) Neuere Anschauungen über den intraokularen Flüssigkeitswechsel und die Entstehung des Augendruckes. Klin Monatsbl Augenheilkd 80:721–748

[241] Seidel E (1932) Anatomische Frühstadien der Angiomatosis retinae (v. Hippelsche Krankheit). Dtsch Ophthalmol Ges Leipzig 49:535–541. Klin Monatsbl Augenheilkd 1932; 88: 828.

[242] Seidel E (1936) Über die Höhe des Blutdrucks in den Gefäßen der Aderhaut beim Menschen. Ber Dtsch Ophthalmol Ges Heidelberg 51:253–260

[243] Seidel E (1936) Zur Biologie der Aderhautsarkome. Ber Dtsch Ophthalmol Ges Heidelberg 51:459–464

[244] Seidel E (1937) Über die Bestimmung der Blutdruckhöhe in den Vortexvenen am menschlichen Auge mit normalem Augendruck. Graefes Arch Ophthalmol 136:303–311

[245] Seidel E (1937) Methoden zur Untersuchung des intraokularen Flüssigkeitswechsels. In: Abderhalden E (Hrsg) Handbuch der biologischen Arbeitsmethoden Abt. V, Teil 6, (2. Hälfte) Methoden zur Untersuchung der Sinnesorgane. Urban & Schwarzenberg Berlin, Wien, S 1019–1152

[246] Seidel E (1938) Zur Akkommodationsfrage. 52. Tagung der Dtsch Ophthalmol Ges in Heidelberg: 26–33, 34–35

[247] Seidels (1938) Diskussionsbemerkung zum Vortrag von Mügge: Über Glaukomoperationen. Tagung der Vereinigung mitteldeutscher Augenärzte in Leipzig, Juni 1937. Klin Monatsbl Augenheilkd 100:271

[248] Seidel E (1938) Über eine sehr seltene Netzhauterkrankung als Teilerscheinung einer Allgemeinerkrankung auf ererbter Grundlage. Graefes Arch Ophthalmol 139:520–525

[249] Seidel E (1940) Zur Entstehung des Krankheitsbildes der Thrombose der Vena centralis retinae. Graefes Arch Ophthalmol 141:151–155

[250] Seiler T, Wollensak J (1985) The resistance of the trabecular meshwork to aqueous humor outflow. Graefe's Arch Clin Exp Ophthalmol 223:88–91

[251] Serr H (1928) Über den Blutdruck in den intraokularen Gefäßen. Graefes Arch Ophthalmol 119:6–14

[252] Smith P (1888) On the escape of fluid from the aqueous and vitreous chambers under different pressures. Ophthal Rev 7:193–208

[253] Smith RS (1973) The ciliary body. Int Ophthalmol Clin 13:157–167

[254] Sondermann R (1930) Beitrag zur Entwicklung und Morphologie des Schlemmschen Kanals. Graefes Arch Ophthalmol 124:521–543

[255] Sondermann R (1932) Über Druck und Zirkulation im menschlichen Auge. Arch Augenheilkd 106:319–358

[256] Speakman JS (1960) Drainage channels in the trabecular wall of Schlemm's canal. Br J Ophthalmol 44:513–523

[257] Staderini C (1891). Über die Abflusswege des Humor aqueus. Graefes Arch Ophthalmol 37(3):86–124

[258] Stellwag von Carion K (1868) Der intraoculare Druck und die Innervationsverhältnisse der Iris vom augenärztlichen Standpunkte aus betrachtet. Wilhelm Braumüller K.K. Hof- und Universitätsbuchhändler, Wien

[259] Stilling J (1886) Über die Pathogenese des Glaukoms. Arch Augenheilkd 16:296–332

[260] Stock W (1905) Ein klinischer Beitrag zur Frage der Sekretion des Kammerwassers nach Punktion der Vorderkammer. Klin Monatsbl Augenheilkd 43(1):86–88

[261] Straub M (1889) Über das Gleichgewicht der Gewebs- und Flüssigkeitsspannungen im Auge. Graefes Arch Ophthalmol 35(2):52–86

[262] Suganuma S (1936) Studien über den Blutdruck in der Zentralarterie der Netzhaut. Klin Monatsbl Augenheilkd 96:74–84

[263] Swaminathan SS, Oh DJ, Kang MH, Rhee DJ (2014) Aqueous outflow: segmental and distal flow. J Cat Refr Surg 40:1263–1272

[264] Tamm R (2009) The trabecular meshwork outflow pathways: structural and functional aspects. Exp Eye Res 88:648–655

[265] Tamm ER, Braunger BM, Fuchshofer R (2015) Intraocular pressure and the mechanisms involved in resistance of the aqueous humor flow in the trabecular meshwork outflow pathways. Progr Mol Biol Translat Sci 134:301–314

[266] Thomassen TL (1947) The venous tension in eyes suffering from simple glaucoma. Acta Ophthalmol 25:221–241

[267] Thomassen TL (1949) The safety-valve of the eye. Acta Ophthalmol 27:413–422

[268] Thomassen TL, Bakken K (1951) Anatomical investigations into the exit canals of aqueous humour. Acta Ophthalmol 29:257–268

[269] Treacher Collins E (1891) The glands of the ciliary body in the human eye. Ophthalmol Soc Trans 11:1–8

[270] Ulbrich H (1908) Klinische Beobachtungen über die Druckverhältnisse in der vorderen und hinteren Augenkammer. Arch Augenheilkd 60:283–311

[271] Ulrich R (1880) Zur Anatomie und Physiologie des Canalis Petiti und der anstoßenden Gewebe. Graefes Arch Ophthalmol 26:29–50

[272] Ulrich R (1880) Über die Ernährung des Auges. Graefes Arch Ophthalmol 26:35–82

[273] Ulrich R (1888) Beitrag zu den Untersuchungen über den Flüssigkeitswechsel im Auge mittels subcutaner Fluorescein-Injectionen. Arch Augenheilkd 12:153–163

[274] Unger HH, Rohen J (1959) Studies on the histology of the inner wall of Schlemm's canal. Am J Ophthalmol 48:204–210

[275] Uribe Y Troncoso M (1914) Neue Untersuchungen über die Saftströmung im lebenden Auge und in anderen Organen und ihre Messung. (Aus dem Spanischen übersetzt von Dr. C. Bauer, Mexiko). Klin Monatsbl Augenheilkd 53:1–29

[276] Van Beuningen Ernst GA (1966) Glaukom. In: Velhagen K (Hrsg) Der Augenarzt. Bd. VII Edition Leipzig, DDR, S 1–315

[277] Van Der Zypen E, Rohen JW (1969) Elektronenmikroskopische und experimentelle Untersuchungen über die Passage kleinpartikulärer Elemente durch die Innenwand des Schlemm'schen Kanals. Verhandlg Anatom Ges 64:347–352

[278] Vranka J, Acott TS (2016) Pressure-induced expression changes in segmental flow regions of the human trabecular meshwork. Exp Eye Res 92:1–6

[279] Weber A (1877) Die Ursache des Glaukoms. Graefes Arch Ophthalmol 23:1–91

[280] Weekers R, Prijot E (1950) Recherches expérimentales sur les fonctions des veines aqueuses. Ophthalmologica 119:321–335

[281] Wegner W, Intlekofer W (1952) Klinische und experimentelle Beobachtungen an Kammerwasservenen. Klin Monatsbl Augenheilkd 120:1–14

[282] Weigelin E, Löhlein H (1952) Blutdruckmessungen an den episkleralen Gefäßen des Auges bei kreislaufgesunden Personen. Graefes Arch Ophthalmol 153:202–213

[283] Weigelin E (1957) Blutdruckmessung am Auge. Klin Monatsbl Augenheilkd 130:145–154

[284] Weiss O (1906) Die Lehre von der intraokularen Flüssigkeitsströmung ist nicht begründet. Arch Ges Physiol Mensch Tier 115:602–611

[285] Weiss O (1923) Der Flüssigkeitswechsel des Auges. Pflügers Arch Europ J Physiol 199:462–470

[286] Wessely K (1905) Der Flüssigkeits- und Stoffwechsel des Auges mit besonderer Berücksichtigung seiner Beziehungen zu allgemein-physiologischen und biologischen Fragen. Ergebn Physiol 4:565–683

[287] Wessely K (1911) Über den intraokularen Flüssigkeitswechsel. Zeitschr Augenheilkd 25:315–330

[288] Wessely K (1920) Zwei kurze experimentell-physiologische Mitteilungen. Ber Dtsch Ophthalmol Ges Heidelberg 42:26–33

[289] Winkelmann A (2008) Schlemm, the body snatcher? Ann Anat 190:223–229

[290] Winslow M (1721) Observations sur la mécanique des muscles obliques de l'oeil, sur l'iris, & sur la porosité de la cornée transparente. Mém l'Acad des Sciences, S 310–322